Wolfgang Storm

Homöopathische Behandlung behinderter Kinder

Für Karin, Kristina,
Markus und Andreas

Wolfgang Storm

Homöopathische Behandlung behinderter Kinder

Wichtige Anwendungsgebiete und Fallbeispiele

am Beispiel des Down-Syndroms

Narayana-Verlag

Dr. med. Wolfgang Storm
Homöopathische Behandlung behinderter Kinder
Wichtige Anwendungsgebiete und Fallbeispiele am Beispiel des Down-Syndroms

ISBN 978-3-943309-44-7

2. erweitere Auflage 2012

Blumenplatz 2, 79400 Kandern, Tel.: +49 7626 974970-0
E-Mail: info@narayana-verlag.de, Homepage: www.narayana-verlag.de

INHALTSVERZEICHNIS

VORWORT

„Es gibt einen Grundsatz, der keinerlei Informationen zulässt, der sich gegen alle Argumente wendet und deshalb einen Menschen in ewiger Unwissenheit verharren lässt – dieser Grundsatz heißt Verurteilung vor Überprüfung“

(Herbert Spencer)

Während meiner langjährigen Tätigkeit als Kinderarzt habe ich von 1985 bis 2008 an der Kinderklinik des St. Vincenz Krankenhauses in Paderborn eine Ambulanz „speziell zur medizinischen Betreuung von Kindern mit Down-Syndrom“ geleitet. In diesen 23 Jahren sind dort über 1.200 Kinder mit Down-Syndrom untersucht und behandelt worden. In den ersten Jahren meiner Tätigkeit beschränkte sich der Schwerpunkt auf diagnostische Maßnahmen und die Beratung von Eltern über weiterführende Untersuchungen und Therapien.

Mit zunehmender Erfahrung lernte ich, dass zwar im Neugeborenen- und Säuglingsalter oft schwerwiegende angeborene organspezifische Komplikationen (wie z.B. Herzfehler, Fehlbildungen im Magen-Darm-Trakt, grauer Star) im Vordergrund stehen, dass der Alltag dieser und älterer Kinder jedoch zusätzlich oder auch ausschließlich durch weniger lebensbedrohliche, aber dennoch die Lebensqualität einschränkende medizinische Komplikationen wie häufiges Erbrechen,

Nägelkauen, Haareausreißen, Sprachstörungen (z.B. Stottern), Gedeihstörung, wiederholte Infektionen der oberen Atemwege, Einnässen, Einkoten, Verstopfung, Schlafstörungen, Hyperaktivität, stereotype Bewegungsabläufe (Tics), Aggressivität, Ängste, Autismus sowie weitere Verhaltensauffälligkeiten geprägt ist.

Die Vorgeschichte vieler Patienten ließ die häufig erfolglosen schulmedizinischen Therapieversuche, vor allem hinsichtlich der Vorbeugung bzw. Heilung immer wieder auftretender Probleme und Erkrankungen, erkennen.

Auf der Suche nach alternativen Behandlungswegen stieß ich – eher zufällig – auf die Homöopathie, eine Heilmethode, von der ich bis dahin nur den Namen kannte. Als „schulmedizinisch" ausgebildeter Arzt konnte ich mich anfangs mit dem theoretischen Gerüst nicht so recht anfreunden, doch wollte ich gemäß dem voran stehenden Zitat von Herbert Spencer (zitiert in 10) nicht vorher verurteilen, was ich nicht selbst ausprobiert hatte.

Bei der Beschäftigung mit der Homöopathie ist mir vor allem die Bedeutung des psychosozialen und lebensgeschichtlichen Gesamtzusammenhangs menschlicher Existenz für die Entstehung von „Krankheit" klar geworden; insbesondere auch für Menschen mit einem vermeintlich genetisch fixierten Verhaltensprogramm, das Kompromisse zwischen systemischer Kontrolle und individueller Autonomie in Frage zu stellen scheint. Soziokulturelle und biologische Wirklichkeit sind jedoch bei allen Menschen miteinander verflochten.

Mögen die folgenden Seiten dazu dienen, vor allem den eher skeptischen ärztlichen Kollegen Mut zu machen, sich einfach mal auf das „Experiment Homöopathie" in der praktischen Tätigkeit einzulassen und es nicht von vornherein, als für ihren Stand unwürdig, abzulehnen. Den Eltern von Kindern mit Down-Syndrom mögen diese Seiten zeigen, dass geduldiges Vertrauen in die Kraft homöopathischer Arzneimittel in hohem Maße die Lebensqualität ihrer Kinder mitbestimmen kann.

Vorwort

Aufgrund vieler Anregungen von betroffenen Eltern habe ich mein 1999 erschienenes und seit einigen Jahren vergriffenes Buch „Homöopathische Behandlung von behinderten Kindern am Beispiel des Down-Syndroms“ überarbeitet. Dieses liegt hier als aktualisierte Neuauflage vor.

Paderborn, im April 2012

Dr.med. Wolfgang Storm

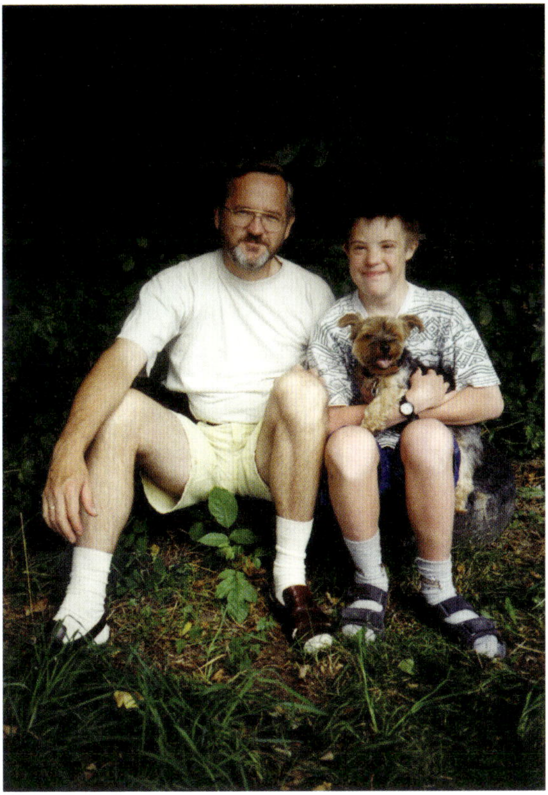

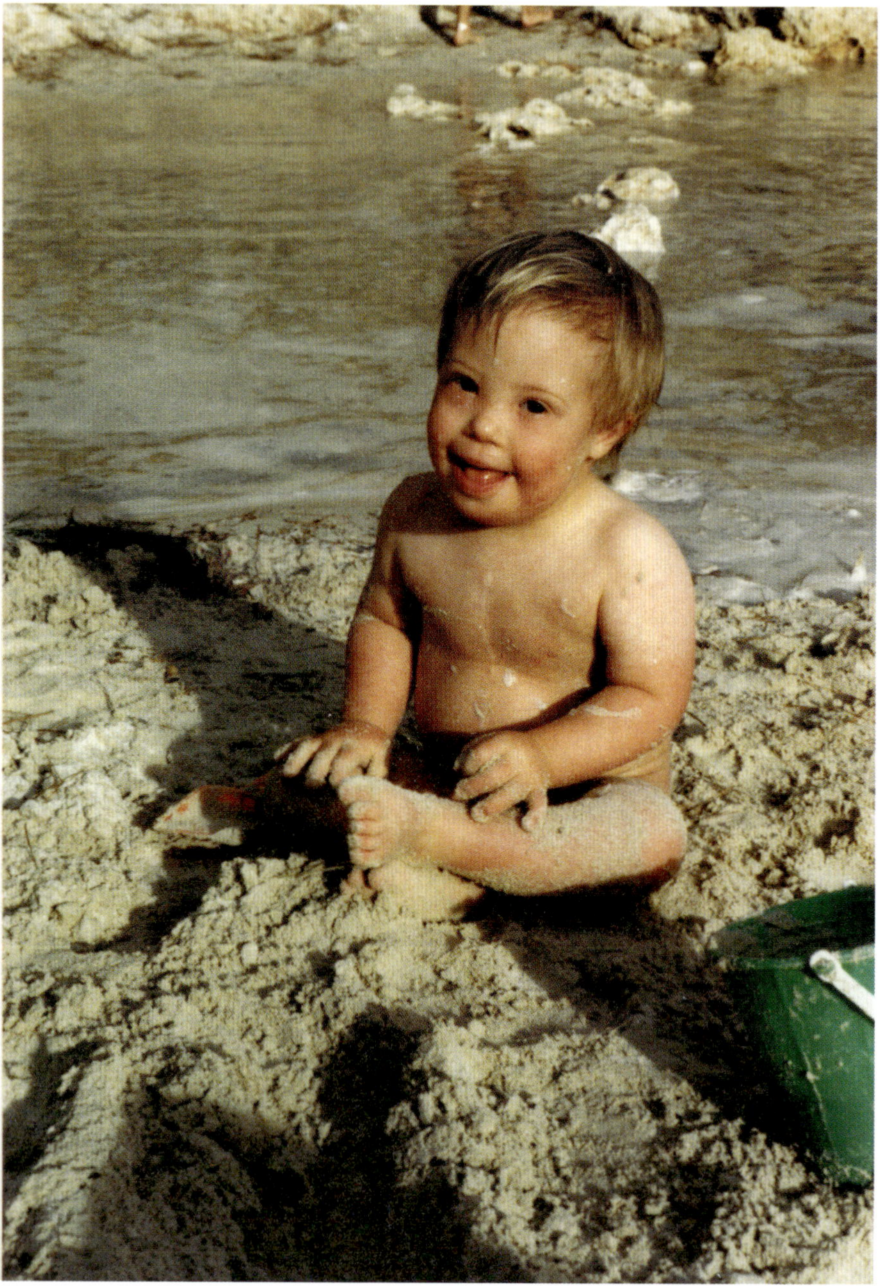

TEIL I

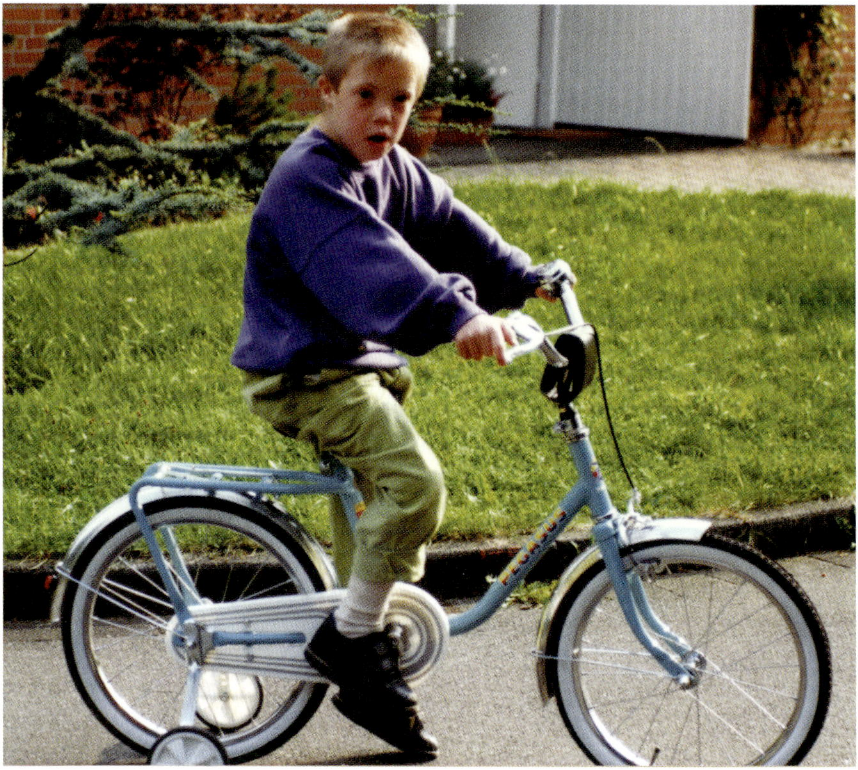

EINFÜHRUNG IN DIE THEMATIK

Down-Syndrom: Was ist das?

Begriffserklärung und Charakteristik

Beim Down-Syndrom handelt es sich um eine sogenannte Chromosomenaberration, bei der die Anzahl der Chromosomen in der menschlichen Zelle nicht – wie normalerweise – 46, sondern 47 Chromosomen beträgt. Entsprechend einer internationalen Nomenklatur sind die Chromosomen je nach Größe in Paare von 1 bis 23 eingeteilt. Weil bei Menschen mit Down-Syndrom das Chromosom 21 dreimal (und nicht wie sonst zweimal) vorhanden ist, spricht man auch von einer Trisomie 21.

Die frühere Bezeichnung „Mongolismus" ist falsch, irreführend und diskriminierend und sollte nicht mehr verwendet werden. Mit diesem Begriff sind leider auch heute noch Vorurteile und nicht mehr zutreffende Informationen verbunden, die zu unberechtigten und unbegründeten Vorbehalten gegenüber Menschen mit Down-Syndrom führen.

Die Ursache für das Entstehen des Down-Syndroms ist auch heute noch unbekannt. Es tritt mit einer Häufigkeit von ca. einem Kind auf 800 Lebendgeborene auf und wird auf der ganzen Welt bei allen Menschenrassen beobachtet.

Will man das Down-Syndrom grob charakterisieren, so lassen sich vor allem zwei Aspekte hervorheben: einerseits als förderungsbedürftige Entwicklungsverzögerung, deren Behandlung mit den Begriffen der „Entwicklungsrehabilitation“ bzw. „Frühförderung“ verbunden ist. Die pädagogische Zielsetzung hierbei umfasst vor allem den Versuch, psychosoziale Anpassungsfähigkeiten und statomotorische sowie kognitive Funktionen zu verbessern.

Andererseits ist das Down-Syndrom durch zahlreiche, zum Teil chronische medizinische Komplikationen charakterisiert. Angeborene Fehlbildungen sind hier ebenso zu erwähnen wie erworbene Funktionsstörungen verschiedener Organsysteme. Erst in den letzten 20 bis 30 Jahren ist die gegenseitige Abhängigkeit beider Aspekte, im Hinblick auf eine optimale Lebensgestaltung der Patienten mit Down-Syndrom, hervorgehoben worden. Das heißt: zur Förderung der Entwicklung ist sowohl ein frühzeitiger Beginn der Entwicklungsrehabilitation als auch die uneingeschränkte Behandlung medizinischer Komplikationen notwendig.

Die Geburt eines Kindes mit Down-Syndrom

Verantwortung von Eltern, Ärzten und med. Fachpersonal

Wenn Eltern nach einer hoffnungsvollen Zeit der Erwartung auf ein gesundes Baby plötzlich mit der Geburt eines Kindes mit Down-Syndrom konfrontiert werden, bricht zunächst eine Welt zusammen. Das Gefühl der Euphorie, im Augenblick der Geburt, kann sich sehr schnell in eine akute Stresssituation umwandeln. Schock, Unglaube, Verzweiflung Trauer und Zukunftsängste sind typische Reaktionen, die in den Stunden und Tagen nach der Geburt durchlebt werden. Wie Eltern eine derartige Krisensituation überwinden, hängt nicht nur von ihren früheren Erfahrungen oder ihren charakterlichen Eigenschaften ab, sondern wird in hohem Maße von der Art und Weise bestimmt, wie Ärzte, Schwestern und Hebammen der betroffenen Familie Unterstützung, Verständnis und Informationen gewähren und wie sie sich dem Kind gegenüber verhalten.

Schäden, die hier durch Gedankenlosigkeit, Unwissenheit, Rücksichtslosigkeit, Bequemlichkeit, Überheblichkeit und fehlendes Einfühlungsvermögen der „aufklärenden" Umgebung angerichtet werden, können tief verwurzelt bleiben. Sie können dauernden Einfluss auf die Gestaltung des Familienlebens und damit auf die Entwicklungsmöglichkeiten und Gesundheit des Kindes ausüben.

Die schwierige Aufgabe, die Eltern über die Diagnose „Down-Syndrom" zu beraten, verlangt nicht nur Einfühlungsvermögen und Mitgefühl, sondern vor allem Wissen über moderne Erkenntnisse der Förderungsmöglichkeiten und Behandlung bei diesem Erscheinungsbild. Hierzu gilt es „Fachleute" zu gewinnen, die aus beruflichen und/oder persönlichen Erfahrungen spezielle Kenntnisse nicht nur darüber erworben haben, wie Eltern in derartigen Situationen reagieren können, sondern auch in der Lage sind, durch qualifiziertes Fachwissen realistische Empfehlungen für die Zukunft weiterzugeben. Fehlendes Einfühlungsvermögen, aber auch mangelnde Kompetenz auf Seiten vieler Ärzte in der Vergangenheit sollten uns daran erinnern, diese Beratung als nicht vorwiegend ärztliche Aufgabe anzusehen. Rat und Tat betroffener Eltern können hier oft Wunder wirken.

Eine kurze Bemerkung noch zur Verantwortung von Eltern, die sich für eine homöopathische Behandlung ihres Kindes entscheiden: viele Eltern von heute sind während der Behandlung nicht besonders ausdauernd. Für einen befriedigenden homöopathischen Heilungserfolg ist jedoch ein standhaftes Vertrauen in die Homöopathie, aber natürlich auch in den homöopathisch tätigen Arzt erforderlich. Es braucht viel Geduld, und der Wille zur Kommunikation ist unabdingbar, um eine Heilung oder Linderung der Beschwerden gelingen zu lassen (siehe auch Schlussbetrachtung, Seite 113 ff.).

Entwicklungschancen trotz Down-Syndroms

Gute Ansätze zur Förderung und Hilfestellung

Obwohl es für das Erscheinungsbild des Down-Syndroms zur Zeit keine Heilung gibt, ist ein optimistischer, aber dennoch realistischer

Standpunkt angemessen: es besteht die definitive Möglichkeit der Förderung in vielen Funktionsbereichen, insbesondere der

- Grobmotorik
- Adaptation
- Kommunikation
- und im Sozialverhalten.

Kinder und Erwachsene mit Down-Syndrom sind keineswegs – wie leider immer noch in manchen Schul- und Lehrbüchern oder Lexika herausgestellt – „mongoloide Idioten“, sondern auch sie können selbstbewusst, mit allen menschlichen Stärken und Schwächen, ein erfülltes Leben in der Gemeinschaft führen. Hilfestellungen in der Bewältigung alltäglicher Probleme können heute in Form verschiedener Förderungsmöglichkeiten angeboten werden. Beschäftigungstherapie, krankengymnastische und mundmotorische Übungen, sensorische Integration, Sprachanbahnung bzw. gebärden-unterstützte Kommunikation und Logopädie sind unter anderem in der Lage, ein Kind sein individuelles Entwicklungspotential erreichen zu lassen.

Frühförderung bzw. Entwicklungsrehabilitation sowie eine uneingeschränkte medizinische Betreuung haben zweifellos zu einer deutlichen Verbesserung der Lebensqualität von Kindern mit Down-Syndrom geführt. Gilt es hierbei Aspekte der körperlichen, sprachlichen, geistigen wie auch der emotionalen Entwicklung zu berücksichtigen, so fällt bei näherer Betrachtung auf, dass in früherer Zeit, aber auch bis in die Gegenwart, ein Ungleichgewicht zu Ungunsten der emotionalen Förderung besteht. Die erwähnten entwicklungsfördernden Maßnahmen sind anscheinend geeignete Methoden, die Entwicklung eines Kindes mit Down-Syndrom in körperlicher *und* geistiger Hinsicht zu unterstützen (wobei die Effektivität so mancher der genannten Therapien bis heute nicht geklärt ist!). Unberücksichtigt bleibt jedoch die Hintergrundebene einer emotionalen Schulung, deren Bedeutung durch Erfahrungen in der Psychotherapie, Säuglingsforschung und Bindungstheorie wie auch in der Neurobiologie während der letzten Jahre immer mehr in den Vordergrund gerückt ist. Hintergrundebene deswegen, weil ein „Entzug der affektiven Zufuhr“ negative Auswirkungen sowohl für die motorische und sprachliche als auch für die kognitive Entwicklung haben kann: vielleicht hat das Kind deshalb einen niedrigen Muskeltonus, weil es keine emotionale Zuwendung bekommt! Der wichtigste Architekt der Entwicklungsförderung ist daher nicht die körperliche und kognitive Stimulierung, sondern die Emotion.

Der Schlüssel zur Persönlichkeitsentwicklung liegt nicht in isolierten Fertigkeiten wie dem Einpassen von Pflöcken, dem Sortieren von Karten nach Formen oder dem Finden von Perlen unter Tassen (gängige Übungsaufgaben in der Frühförderung), sondern offenkundig in den frühen Beziehungen und emotionalen Erfahrungen wie die Freude am Austausch mit einer Bezugsperson. Was Kinder in den ersten Lebensjahren brauchen für ihre Bedürfnisse nach menschlicher Nähe und Verbundenheit sowie nach Anerkennung und Vertrauen, ist eine geschützte Umgebung und eine Sicherheit bietende emotionale Beziehung.

Es ist sicherlich schwierig, in den ersten Lebensjahren Regeln im Sinne von „Therapieeinheiten“ zu vermitteln, um emotionale Fähigkeiten wie Mitgefühl, Ausdruck und Verstehen von Gefühlen, Kontrolle über Stimmungen, Feinfühligkeit, Unabhängigkeit, Anpassungsfähigkeit, Fähigkeit zur zwischenmenschlichen Problemlösung, Ausdauer, Freundlichkeit oder Respekt einzuüben. Worauf es in der frühen Kindheit ankommt, ist eine Umgebung, in der sich diese emotionalen Fähigkeiten entwickeln können. Denn das Gefühlsleben bildet die Grundlage der Fähigkeit zur motorischen, sprachlichen sowie kognitiven Entwicklung. Um diese Grundlage zu gestalten, braucht ein Kind eine Art Erziehung, die eine herzliche, enge Beziehung mit wenigstens einem flexiblen, verantwortungsbewussten, engagierten Erwachsenen ermöglicht.

Die Stärken und Schwächen eines Kindes sind wie ein Schloss, das nur aufgeht, wenn man den passenden Schlüssel hat. Um dem Kind durch die Entwicklungsstadien zu helfen, muss die „Pflegeperson“ Schlüssel finden – das heißt Interaktions- und Reaktionsmuster, die dem Kind helfen, seine biologischen Gaben zu nutzen, um die Aufgaben des jeweils erreichten Stadiums zu meistern. Physiologische Merkmale, wie hypotone Muskulatur, Schwierigkeiten oder Verzögerungen in der Planung motorischer Handlungen, Verarbeitung von Klängen und Wörtern sowie die Reaktion auf unterschiedliche Sinneseindrücke, begrenzen oder definieren nicht unbedingt das Entwicklungspotential eines Kindes. Denn der Einfluss emotionaler Fürsorge, die ein Kind in den ersten Lebensjahren erfährt, ist in dem Maße wirksamer und entscheidender, je gefährdeter seine Begabung ist. Legt man aufgrund der chromosomalen Aberration der Trisomie 21 eine vermehrte „angeborene Verletzlichkeit" für zahlreiche funktionelle Auffälligkeiten wie die oben erwähnten physiologischen Merkmale zugrunde, so bedarf es doch meist zusätzlicher äußerer Risikofaktoren, um permanente motorische, sensorische oder sprachliche Probleme zu etablieren. Das Wichtigste, was Eltern ihrem Kind zur Verminderung dieser Probleme bieten können, ist *nicht* vorwiegend die Teilnahme an körperlich und geistig ausgerichteten Therapien, sondern Zeit. Es sollte regelmäßig längere Phasen geben, die sie mit dem Kind verbringen, um gemeinsame Dinge zu tun, die emotionale Erfahrungen ermöglichen.

Auch in der Humangenetik mehren sich die Erkenntnisse, dass das menschliche Genom alles andere als starr ist. Es ist in seiner Entwicklung offen und durch Prozesse der Selbstorganisation geprägt (2). Dadurch wird unter anderem deutlich, dass Gene nicht monokausal Krankheiten verursachen, sondern dass sie je nach Ausprägung und Zusammenspiel mit der Umwelt die Anfälligkeit für einzelne Krankheiten erhöhen oder verringern. Die Entschlüsselung der Sequenz des Chromosoms 21 und die Lokalisation bestimmter Gene auf diesem Chromosomen (= Genotyp) müssen demnach nicht unbedingt den Phänotyp einer Fehlfunktion des Organismus mit einer Unfähigkeit, bestimmte Tätigkeiten auszuführen (= Krankheit), determinieren. In dieser Kausalkette greift die gesellschaftliche Umgebung ein und kann eine möglicherweise gegebene genetische Anfälligkeit für eine Erkrankung neutralisieren bzw. aufheben. Deshalb warnen Verhaltensgenetiker vor dem verbreiteten Irrtum, genetischen Einfluss mit Unveränderlichkeit gleichzusetzen.

Die Starthilfe in den ersten Lebensjahren besteht in einer Geborgenheit und Nähe gewährenden Beziehung mit einer Bezugsperson, die ständig und dauerhaft mit dem Kind interagiert.

Hindernisse für das Erleben positiver Emotionen können schon durch Erlebnisse in der Schwangerschaft greifen. Wenn bereits in dieser Phase nur von zu erwartenden Defiziten die Rede ist, nicht aber von möglichen Stärken des zu erwartenden Kindes, fällt es sicherlich schwer, durch einen frühen wechselseitigen Austausch emotionaler Signale eine empathische und liebevolle Umgebung entstehen zu lassen.

Doch auch in der postnatalen Phase gelingt es häufig nicht, Geborgenheit und Nähe zu gewährleisten. Allein eine auf Seiten der Eltern nur allzu oft mit Schock, Verzweiflung, Ablehnung oder Trauer verbundene Geburt eines Kindes mit Down-Syndrom kann „Erinnerungsspuren" hinterlassen, die einer Bindung zwischen Kind und Hauptbezugsperson genau entgegengesetzt wirken.

Die Erkenntnisse der Entwicklungspsychologie lassen erahnen, welch beunruhigende und unheimliche Folgen hier für das spätere Leben zu erwarten sind. Diese Folgen sind oft das „Substrat" einer homöopathischen Anamnese, die richtungsweisend für das Auffinden eines Arzneimittels sein können.

Behandlungsmöglichkeiten und Therapien

Ein breites Versuchsfeld zwischen Schulmedizin und Homöopathie

Neben entwicklungsrehabilitativen Maßnahmen und einer adäquaten medizinischen Betreuung gibt es schon seit vielen Jahren Behandlungsversuche bei Menschen mit Down-Syndrom, die ich in drei Bereiche einteilen möchte:

Medikamentöse Behandlungsversuche: Sie sollen unter anderem die geistige Entwicklung und Leistung, aber auch vermeintliche Stoffwechseldefekte im Sinne einer medikamentösen Grundversorgung durch z.B. Hormone, Vitamine, Mineralien, Spurenelemente oder Gewebsextrakte kompensieren.

Diagnostische Maßnahmen (med. Vorsorgeprogramm): Sie tragen zur frühzeitigen Erkennung akuter und chronischer, zum Teil für das Down-Syndrom verhältnismäßig typischer medizinischer Komplikationen bei.

Schulmedizinische und komplementäre Therapien: Diese ergeben sich aus den vorgenannten.

Medikamentöse Behandlungsversuche

Grundlage der meisten Substitutions- bzw. Nahrungsergänzungsbehandlungen sind zahlreiche Stoffwechselabweichungen bei Menschen mit Down-Syndrom. Diese sind sowohl durch die primäre Gen-Überexpression, welche durch das zusätzlich vorhandene dritte Chromosom 21 bedingt ist, als auch durch die sich daraus ergebenden Folgen abzuleiten. Stichwortartig mögen hier einige dieser Therapien erwähnt sein (39, 42):

- Basistherapie
- Orthomolekulare Therapien
- Nahrungsergänzungsmittel: „Hap Caps", TNI (Targeted Nutritional Intervention = gezielte Nahrungsmittelergänzung)

Es ist festzustellen, dass sich von der Vielzahl medikamentöser Behandlungsmethoden bei Patienten mit Down-Syndrom, bis heute keine gesicherte Therapie etablieren konnte. Einige der früher propagierten Maßnahmen sind, aufgrund erkannter Unwirksamkeit, nicht mehr aktuell, andere sind, wegen nachgewiesener, gefährlicher Nebenwirkungen, mittlerweile verboten (sog. Zelltherapie). Weitere hingegen erleben gerade einen Boom (Substitution von Folsäure, Hap Caps, TNI) und werden unter anderem in Elternselbsthilfegruppen heiß diskutiert. Es ist wegen der möglichen Gefahren notwendig, einer medikamentösen Therapie skeptisch gegenüber zu stehen und kritische sowie befürwortende Argumente sorgfältig abzuwägen und zu überdenken.

Diagnostische Maßnahmen (med. Vorsorgeprogramm)

Als ein Schritt zu einer lebenslangen ärztlichen Begleitung von Menschen mit Down-Syndrom, ist ein medizinisches Vorsorgeprogramm, speziell für diese Personengruppe anzusehen (40, 42, 46).

Ausgangspunkt eines derartigen Protokolls sind die bei diesen Patienten häufiger in verschiedenen Organ- bzw. Funktionsbereichen zu beobachtenden Komplikationen (Tab. 1, Seite 148). Die Bereitschaft zur Wahrnehmung der medizinischen Komplikationen bei Kindern mit Down-Syndrom war auch ärztlicherseits in der Vergangenheit nicht immer gegeben. Zur Durchführung eines medizinischen Vorsorgeprogramms, als spezifische Begleitung dieser Kinder bis in das Erwachsenenalter, müssen drei Voraussetzungen gewährleistet sein, ohne die eine optimale Betreuung nicht möglich ist:

- Die Anerkennung des Lebensrechtes auch für Kinder mit Down-Syndrom. Ein Kind mit Down-Syndrom kann sehr wohl einen Beitrag zur Gesellschaft leisten und von deren Möglichkeiten profitieren. Deshalb müssen die Richtlinien der Betreuung und Behandlung sowie alle anderen Rechte, die für „normale" Kinder gelten, auch bei Menschen mit Down-Syndrom Anwendung finden. Das Kind mit Down-Syndrom sollte medizinisch in der gleichen Weise wie ein anderes Kind behandelt werden.
- Eine zweite Voraussetzung ist die Abkehr von einer Stereotypisierung der Menschen mit Down-Syndrom. Stereotype Anschauungen veranlassen dazu, Unterschiede zwischen Menschen einer bestimmten Gruppe und irgendeiner anderen zu betonen. Die stereotyp betrachtete Population wird mit vermeintlich charakteristischen Eigenschaften, Verhaltensweisen, Symptomen oder Befunden etikettiert, die einen unausweichlichen „biologischen" Determinismus zu beinhalten scheinen. Variabilität und Individualität sind in dieser Denkweise unbekannte Größen. Jedes Kind mit Down-Syndrom jedoch ist anders – mit spezifischen seelischen und medizinischen Bedürfnissen.
- Die Kenntnis der spezifischen medizinischen Probleme von Kindern mit Down-Syndrom. Während die assoziierten Fehlbildungen z.B. des Herzens und des Magen-Darm-Traktes gut bekannt sind, werden insbesondere die chronischen, erworbenen Funktionsstörungen häufig erst mit erheblicher Verspätung erkannt.

So ist die häufige Unterfunktion der Schilddrüse eine eher graduierte Erkrankung mit einem breiten Spektrum an Symptomen und Befunden. Auch die Zöliakie ist eine bei Menschen mit Down-Syndrom mit vermehrter Inzidenz auftretende erworbene Erkrankung, die oft klassische Symptome vermissen lässt.

Die Diagnostik mancher Störungen erfordert ein gezieltes Screening. Die Tabellen 2-5 (46) beinhalten Empfehlungen für notwendige gezielte Untersuchungen in unterschiedlichen Lebensalterperioden. So wie sich die Frühdiagnostik an Entwicklungsschritten und altersspezifischen Gefährdungen bei gesunden Kindern orientiert, muss sich die gezielte Frühdiagnostik bei Kindern mit Down-Syndrom an der Häufigkeit typischer Erkrankungen und Störungen orientieren.

So ist es im Neugeborenenalter eine dringende Notwendigkeit, bei jedem Kind mit Down-Syndrom einen angeborenen Herzfehler auszuschließen oder zu diagnostizieren.

Ebenso ist eine pädaudiologische Untersuchung spätestens ab dem 3. bis 6. Lebensmonat indiziert, da diese Kinder z.B. Risikopatienten für chronische Paukenergüsse sind. Auch das Kleinkindalter, die Adoleszenz und das Erwachsenenalter erfordern allgemeine und fachärztliche Routineuntersuchungen, die – vor dem Hintergrund der in diesen Altersgruppen häufiger auftretenden Komplikationen – nach spezifischen Organ- bzw. Funktionsstörungen fahnden sollten. Nur wenn diese Empfehlungen und praktischen Hinweise in der Betreuung berücksichtigt werden, wird Kindern mit Down-Syndrom dasselbe Recht auf persönliche Entfaltung, im Rahmen der individuellen Möglichkeiten, gegeben wie gesunden Kindern. Eigentlich eine Selbstverständlichkeit, die jedoch bislang noch zu wenig in die Tat umgesetzt wird.

Ärzte und Eltern sollten diese möglichen Komplikationen des Down-Syndroms kennen und frühzeitig auf die Symptome und Befunde aufmerksam machen, die eine medizinische Intervention erfordern.

Schulmedizinische und komplementäre Therapien

Hinsichtlich der medizinischen Komplikationen können bei Menschen mit Down-Syndrom vor allem die in Tabelle 1 aufgeführten, zum Teil schwerwiegenden Diagnosen hervorgehoben werden, die zwar auch in der Gesamtbevölkerung beobachtet werden können, bei dieser Patientengruppe jedoch mit einer vermehrten Häufigkeit anzutreffen sind.

Daneben bestimmen – wie auch in der Gesamtbevölkerung – weitere medizinische Probleme den Alltag, die zu zahlreichen Arztbesuchen zwingen.

Im täglichen Umgang mit Patienten mit Down-Syndrom machte ich die Erfahrung, dass vor dem Hintergrund des oben genannten Vorsorgeprogramms oftmals verschiedene Wahlmöglichkeiten therapeutischen Handelns wahrgenommen werden können. Einerseits gibt es Diagnosen, die ausschließlich einer schulmedizinischen Behandlung zugeführt werden sollten, andererseits sind es aber auch komplementäre Therapien, die das Leben von Menschen mit Down-Syndrom „gesünder" gestalten können, so dass sie auf diese Weise häufiger, regelmäßiger und ungezwungener sowie körperlich leistungsfähiger am täglichen Leben teilhaben können und somit ihr Entwicklungspotential besser ausschöpfen können (Tab. 6) (41).

Umfragen in kinderärztlichen Praxen dokumentieren eine Häufigkeit alternativer bzw. komplementärer Therapien von 11 bis 53 %. Bei chronischen Erkrankungen wie Krebs, juveniler Arthritis, Mukoviszidose, Aufmerksamkeitsdefizitsyndrom sowie Autismus wird sogar eine Häufigkeit von 41 bis 73% angegeben (32). Interessanterweise glauben Kinderärzte, dass 76% der Eltern ihnen die Anwendung alternativer Methoden zutrauen, hingegen geben das nur 11 bis 44% der Eltern an (32). Einige der Gründe für die Anwendung alternativer Therapien sind in Tab. 7 aufgeführt (7).

Auch im Gebrauch therapeutischer Maßnahmen wird vermehrt Individualismus eingefordert, so dass immer mehr Patienten/Eltern Diskussionen über Möglichkeiten alternativer Methoden als selbstverständliches Behandlungsangebot im klinischen Alltag anmahnen. Jüngere Untersuchungen haben ergeben, dass die Elternrolle sich aber immer noch auf die Ausführung kinderärztlicher Empfehlungen beschränkt und kaum partnerschaftliche Gespräche über individuelle kindliche Bedürfnisse, therapeutische Optionen und die Beurteilung verschiedener Behandlungsangebote stattfinden (32). Deswegen wundert es nicht, dass einerseits die Anwendung alternativer Therapien oft von den Eltern – ohne das Wissen der behandelnden Ärzte – selbst eingeleitet werden und dass andererseits dieses Vorgehen bei Ärzten zu Desinteresse und Gereiztheit führen kann. Diese Erkenntnisse dokumentieren die Notwendigkeit vonseiten der Ärzte mehr Verständnis dafür aufzubringen, wie und warum Eltern konventionelle medizinische Maßnahmen mit alternativen Therapien verbinden wollen. Insbesondere gilt es, Vorurteile darüber abzubauen, dass die Anwendung alternativer Therapien bei behinderten Patienten vorwiegend fehlende Akzeptanz und unangemessene Hoffnungen der Eltern widerspiegeln.

Von den alternativen Behandlungsmethoden möchte ich – als Thema dieses Buches – die **Homöopathie** hervorheben. In der Erfahrung vieler Ärzte hat sich diese Methode als

- schnell, sanft und dauerhaft wirkende,
- individuelle,
- nebenwirkungsfreie,
- nicht unterdrückende, sondern die Lebenskraft harmonisierende
- und preiswerte

Heilmöglichkeit in der Behandlung, unter anderem der schon erwähnten Alltagsprobleme, eingefügt. Ich möchte aber hervorheben, dass ich die optimale Anwendung der Homöopathie in Ergänzung bzw. vor dem Hintergrund schulmedizinischer Erfahrungen sehe, so dass beide Richtungen der Medizin zum Wohle des Patienten eingesetzt werden sollten.

Daneben ist zu betonen, dass es sich bei der Homöopathie um eine von der Ärztekammer anerkannte Subspezialität mit einem definierten Ausbildungsgang handelt. Leider wird diese alternative Methode jedoch allzu oft, durch fehlerhafte und leichtfertige Anwendung homöopathischer Heilmittel durch unausgebildete Ärzte, in ein negatives Licht gerückt. Ich bin davon überzeugt, dass die Homöopathie mehr Nachfolger aus der naturwissenschaftlich orientierten Medizin rekrutieren würde, wenn deren vor allem pharmakologisch orientierte Vertreter ihre theoretische Arroganz vergessen und sich dazu „herablassen" würden, sich der Faszination der Homöopathie in der praktischen Arbeit mit dem Patienten hinzugeben.

Vorwiegend homöopathisch tätige Ärzte werden das Behandlungsspektrum dieser Methode (im Hinblick der unter anderem in Tab. 6 aufgeführten Indikationen) sicher noch erweitern wollen, doch sollen hier vorwiegend die Ergänzungsmöglichkeiten beider medizinischen Richtungen in der Behandlung von Patienten mit Down-Syndrom hervorgehoben werden. Dabei stellt sich die Homöopathie als bescheidener in ihrer Prognose – vor allem im Vergleich zu den anderen oben genannten medikamentösen Behandlungsversuchen hinsichtlich der Verbesserung geistiger Entwicklungsmöglichkeiten – dar.

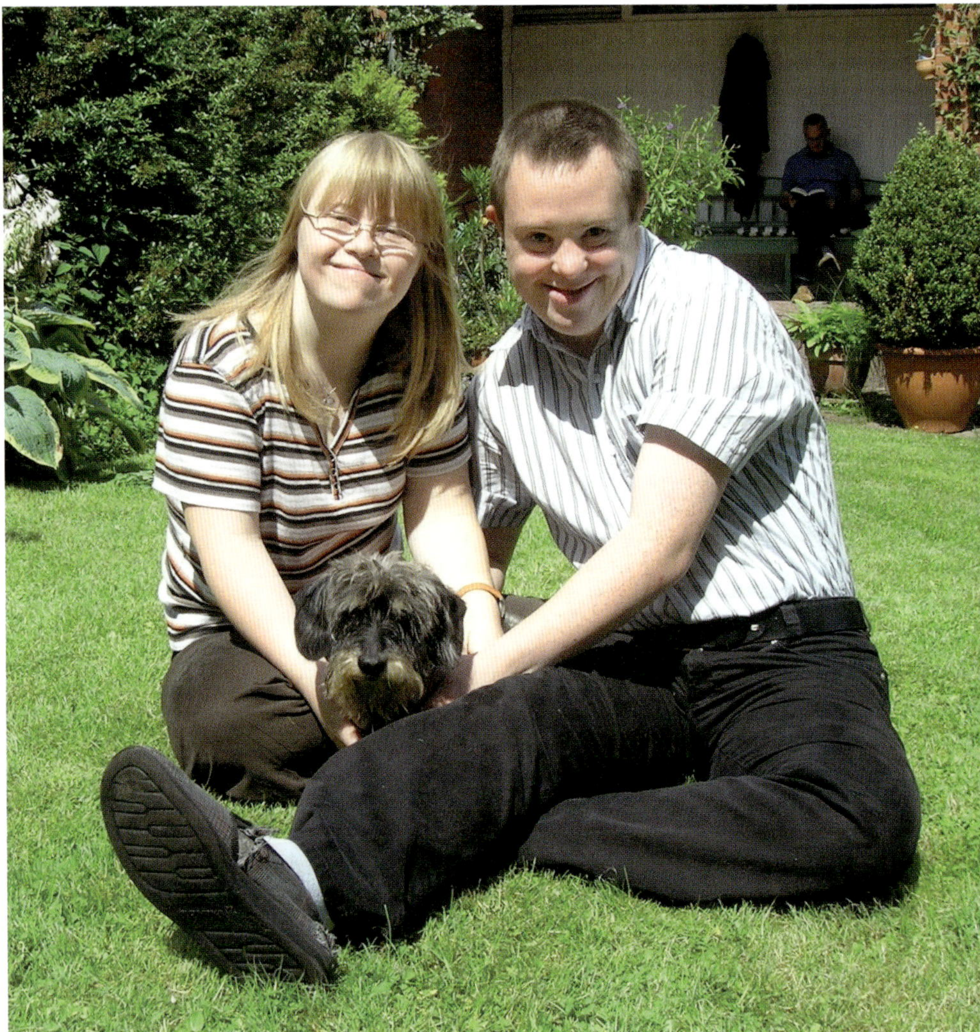

TEIL II

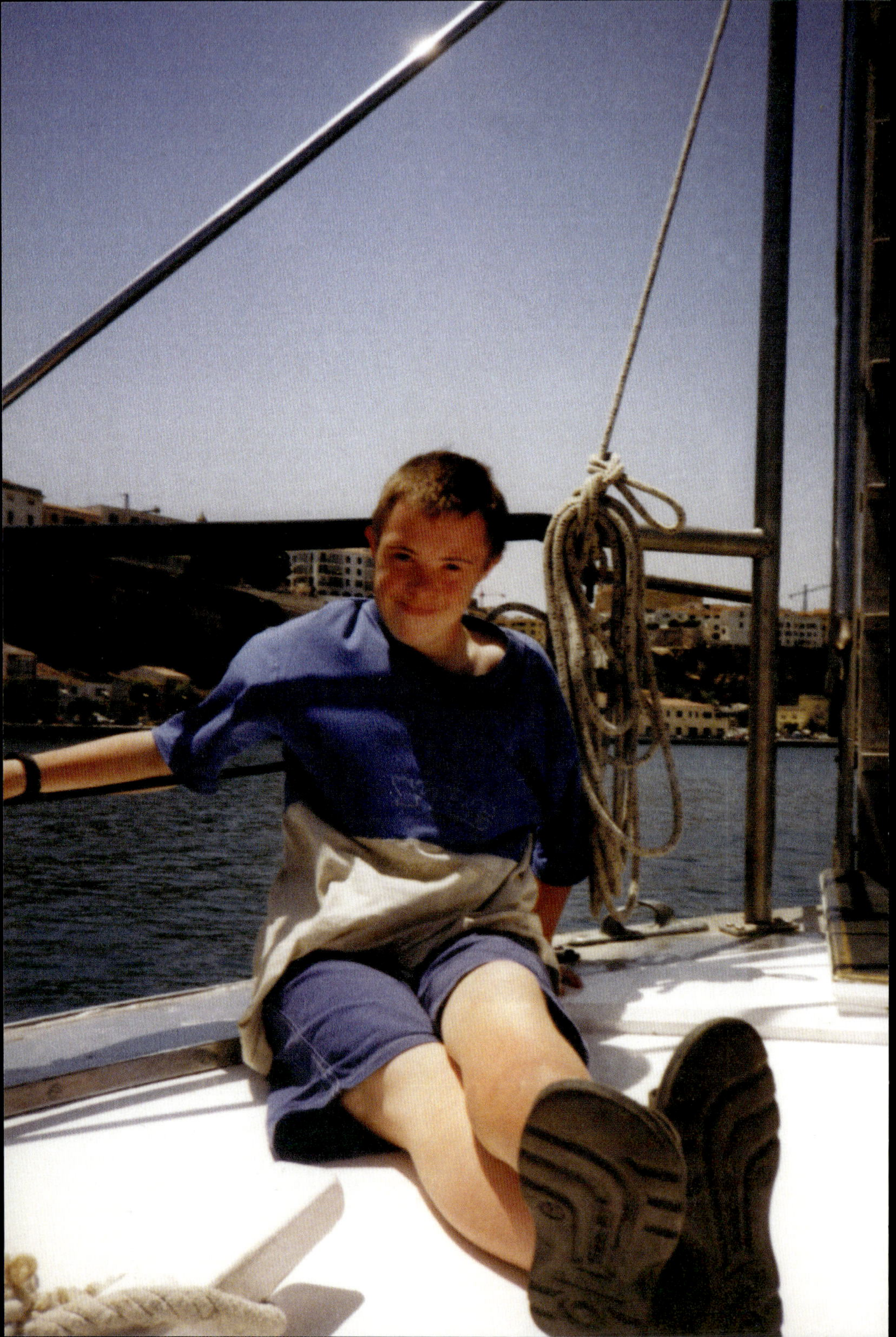

BASISWISSEN ZUR HOMÖOPATHIE

Das Wesen der Heilung

Homöopathie ist Hilfe zur Selbsthilfe

Obwohl sich der Homöopath an den Symptomen des Patienten orientiert, verschreibt er doch nicht „symptomatisch". Er behandelt den *ganzen* Menschen und nicht nur dessen Symptome. Die Gesamtheit der geistigen, emotionalen und körperlichen Symptome stellen Hinweise für die Bedürfnisse des Gesamtorganismus dar. Ziel der homöopathischen Behandlung ist nicht, ein Symptom auf direktem Wege zu beseitigen oder zu unterdrücken (wie es vor allem in der Schulmedizin praktiziert wird), sondern die Lebenskraft zu stärken und zu harmonisieren. Der Organismus wird in die Lage versetzt, die Krankheit *selbst* zu besiegen.

Der Homöopath ist nicht der, der „repariert", sondern der, der die Unterstützung im Heilprozess bietet, indem er hilft, das erkrankte Ich mit dem Selbst zu verbinden. So schafft es der Patient, aus dem Leiden heraus neu geboren zu werden (53). Die Mittel werden nicht verschrieben, um die Krankheit zu töten, sondern um der Lebenskraft den Impuls zu geben, aktiv zu werden und die Selbstheilungsprozesse in Gang zu setzen.

Komponenten des homöopathischen Prinzips

Ähnliches wird mit Ähnlichem geheilt

Dieses Buch dient nicht dazu, das Prinzip der Homöopathie in aller Ausführlichkeit darzustellen, doch sollen einige Eckpfeiler dieser Heilmethode erläutert werden (13), und zwar:

- die Ähnlichkeitsregel
- das Simillimum
- Minimaldosis und Potenzierung
- individuelle Arzneimittelwahl

Das Wort „Homöopathie" stammt aus dem Griechischen und kann mit „ähnliches Leiden" übersetzt werden. Kurz gefasst, geht es darum, dass in der Homöopathie eine Krankheit mit einem Arzneimittel behandelt wird, welches bei einem gesunden Menschen ähnliche Erscheinungen, d.h. ähnliche Symptome, also ein „ähnliches Leiden", hervorruft.

Die Ähnlichkeitsregel: Was ist darunter zu verstehen?

Bei einer Erkältung können sich zum Beispiel Tränenfluss, Augenjucken oder –brennen, Kitzeln der Nase, Niesreiz und ein wässriges, scharfes, wund machendes Nasensekret entwickeln. Es kann nun jenes homöopathische Mittel helfen, welches in der Lage ist, diese Krankheitssymptome bei einem Gesunden zu provozieren (Arzneimittelprüfung am Gesunden). Schneidet man zum Beispiel Küchenzwiebeln, so entwickeln sich innerhalb kurzer Zeit Symptome wie Augenbrennen, scharfer Nasenfluss usw. . Die Küchenzwiebel hat bei einem Gesunden Krankheitssymptome entwickelt. Entstehen nun bei einem Patienten ähnliche Symptome wie bei der vorgenannten Erkältung, so wird das aus der Küchenzwiebel hergestellte homöopathische Mittel (*Allium cepa*) diese Erkältung heilen.

In der Homöopathie werden Substanzen aus Pflanzen, Tieren, Metallen, Mineralien und sowie durch Krankheiten produzierte Stoffe (sogenannte Nosoden) angewendet. Bevorzugt wird dabei die Verabreichung nur jeweils eines einzigen Heilmittels.

Durch das Herausfinden dieses einen Medikamentes, dessen eigene Symptomatik mit der Symptomatik des Patienten übereinstimmt, verschreibt der Homöopath genau diejenige Substanz, die vom Gesamtorganismus des Patienten benötigt wird.

Minimaldosis und Potenzierung: Dabei wird nur die geringste Dosis einer Medizin verschrieben. Da die Heilmittel gemäß dem Ähnlichkeitsprinzip ausgewählt werden, würde eine hohe Dosis die bereits existierenden Symptome des Patienten lediglich verschlimmern. Nur eine Minimaldosis garantiert einen heilenden Einfluss ohne eine ernste Verschlechterung der Symptome.

Die stufenweise Verdünnung und Verschüttelung auf jeder Stufe eines Heilmittels nennt man Potenzierung. Diese erfolgt im Verhältnis von 1:10 (D-Potenzen = Dezimalpotenzen) oder 1:100 (C-Potenzen = Centesimalpotenzen). Die Potenz „C 30" entspricht zum Beispiel einer Verdünnung von 30-mal im Verhältnis 1:100, d.h. im herkömmlichen physikalisch-mathematischen Sinn betrachtet, einer Verdünnung von 1 zu einer Eins mit sechzig Nullen! Es bewirken also nicht nur nachweisbare Wirkstoffe oder toxikologisch prüfbare Substanzen den therapeutischen Effekt, sondern vor allem deren Erhöhung mittels Potenzierung macht aus Heilmitteln erst die gültigen homöopathischen Arzneien (9).

Auf dem Gebiet der Potenzwahl haben sich in der Homöopathie verschiedene Richtungen und Schulen herausgebildet, wobei die Wirksamkeit des Arzneimittels sicherlich eher der Auswahl der Art als dessen Potenz zuzuschreiben ist.

Individuelle Arzneimittelwahl: Der Homöopath sucht unter Zuhilfenahme der individuellen Symptome nach einem Mittel, das auf den Patienten abgestimmt ist. Bei jedem Patienten wird nun, unter Einsatz von Wissen und Einfühlungsvermögen, das zum Patienten passende Medikament gesucht.

Er verschreibt also kein Mittel, das mit einem Krankheitsnamen (z.B. Kopfschmerzmittel) beschriftet ist, sondern sucht ein Mittel, das auf den Gesamtzustand des Patienten passt. So können zehn Patienten, die alle an derselben „Krankheit“ (z.B. Kopfschmerzen) leiden, je nach der individuellen Symptomatik des einzelnen, durchaus zehn verschiedene Medikamente erhalten.

Letztlich ist noch hervorzuheben, dass in der Homöopathie bei richtiger Wahl des Arzneimittels keine Nebenwirkungen zu erwarten sind.

Die Existenzebenen des Menschen

Das Individuum als Ganzes im Mittelpunkt

Das Menschenbild der Homöopathie beinhaltet die Ganzheit, Einmaligkeit und Besonderheit des Menschen. Sie nennt sich eine „personotrope Medizin“, die den Menschen in seiner Gesamtheit in den Mittelpunkt ihrer Arbeit stellt. Eine derartige Anthropologie, die den Menschen als Ganzheit von Körperlichkeit, Individualität und Personalität begreift, versucht, den Menschen als Lebewesen in seinen geistigen, seelischen, biologischen, chemischen und physikalischen Gesetzmäßigkeiten, phänomenologisch aus seinen Taten, Werken, Leistungen und sonstigen Äußerungen zu erschauen und ihn auch als nicht wahrnehmbare, nicht fassbare, nicht messbare Person zu betrachten (9).

Der homöopathische Wirkungskreis

Bedeutung von geistiger, emotionaler und körperlicher Ebene

Der Wirkungskreis der Homöopathie umfasst zwar immer die Ganzheit, richtet sich aber auch spezifisch auf einzelne Strukturen, die man als Existenzebenen im Aufbau der Person bezeichnen könnte (52):

- geistige Ebene
- emotionale Ebene
- körperliche Ebene

Diese Ebenen sind in Wirklichkeit nicht unabhängig voneinander, sondern sie befinden sich vielmehr vollständig in Wechselwirkung. Zeichen und Symptome einer Erkrankung äußern sich auf einer oder auf mehreren Existenzebenen. Die drei Ebenen sind sowohl in sich als auch untereinander hierarchisch gegliedert. Ihre Relation lässt sich anhand eines dreidimensionalen Kegeldiagramms darstellen (s. Abb. 1).

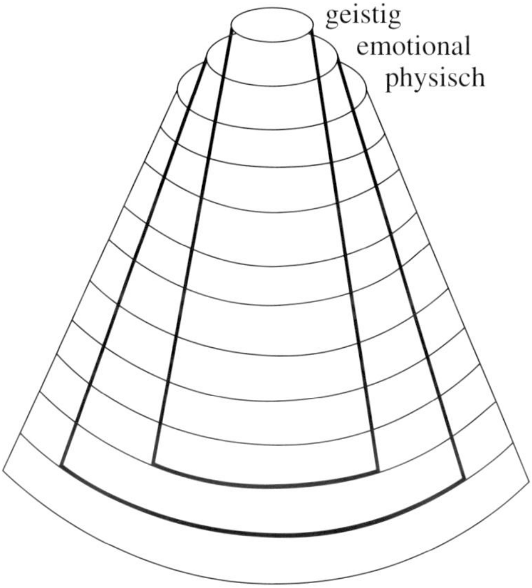

Abb. 1 : Das Diagramm zeigt ein dreidimensionales Schema der Existenzebenen des Menschen. Der innerste Kegel ist die geistige Ebene, die emotionale folgt als mittlerer und die physische Ebene als äußerster Kegel. Zu beachten ist, dass Spitzen und Grundflächen der Kegel einander nicht decken. Der Schwerpunkt der Symptomatik befindet sich jeweils an einer bestimmten Stelle. Er kann sich im Laufe der Zeit (entweder durch weitere krankmachende Einflüsse oder durch eine unterstützende bzw. heilende Behandlung) verlagern. Im Diagramm würde sich diese Verschiebung der Symptomatik bei Verbleib in der gleichen Ebene nach oben oder nach unten vollziehen; bei Verlagerung auf eine zentralere und wichtigere Ebene nach innen; bei Besserung, d.h. Verlagerung auf eine unwichtigere Ebene, nach außen (52)

Darin zeigt sich die Wertigkeit der drei Ebenen untereinander. Die Darstellung lässt die geistige Ebene als höchsten und zentralen Aspekt des menschlichen Handelns erkennen. Auf ihr vollziehen sich die entscheidenden Funktionen, in denen sich unser Menschsein ausdrückt. Die physische Ebene ist – trotz ihrer unbestrittenen Bedeutung – innerhalb dieser Hierarchie als äußere, d.h. am wenigsten wichtige Ebene, dargestellt.

Die **geistige** Seinsebene ist für die Existenz des Menschen am bedeutsamsten. Geistige Gesundheit zeichnet sich durch folgende Eigenschaften aus (52): Klarheit des Ausdrucks, Folgerichtigkeit der Gedanken und konstruktiver Gebrauch der geistigen Fähigkeiten. In dem Maße, wie eine oder alle drei Eigenschaften vermindert sind oder gar fehlen, ist der Mensch auf der geistigen Ebene erkrankt.

Die **emotionale** Ebene ist nach der geistigen Ebene die nächst wichtige. Der Mensch ist hier insoweit krank, als er negative Gefühle in sich nährt, von ihnen beherrscht wird und ihnen Ausdruck verleiht – Gefühle wie Neid, Hass, Eifersucht, Angst, Fanatismus, Depression.

Der **physische** Körper mit seinen Organsystemen ist die für das Menschsein am wenigsten bedeutsame Ebene.

Gesundheit ist die Abwesenheit von Symptomen auf allen drei Ebenen sowie die Freiheit zu einer uneingeschränkt kreativen, sich und andere beglückenden Lebensgestaltung (52). Es erhebt sich hierbei die Frage, inwieweit eine genetisch vorgegebene Schwäche einer Ebene, wie zum Beispiel der geistigen Ebene durch eine Chromosomenaberration wie dem Down-Syndrom, durch ein homöopathisches Arzneimittel beeinflusst werden kann.

Dieser Aspekt soll später noch einmal aufgegriffen werden (Seite 64 ff.), doch schon hier sei vorweg ein dazu geeigneter Antwortversuch erwähnt (16): „Ja, es ist richtig, dass ich Menschen mit genetischen und chromosomalen Veränderungen behandle. Wie weit sich diese bessern können, ist schwer für mich vorauszusagen in diesem Moment. Häufig verschwindet ein Großteil der Symptome, aber die genetische „Erkrankung" bleibt weiter bestehen. Die Lebensfunktionen verbessern sich auffällig. Manchmal verbessern sich leichtere Fälle sehr viel, manchmal nur wenig, bei schwerwiegenden Fällen ist es ähnlich. Auch für mich stellt sich immer wieder die Frage, inwieweit sich dies voraussagen lässt."

Arzneimittelfindung in der Homöopathie

Die Wichtigkeit von Anamnese, Symptomatik und Diagnose

Die homöopathische Fallaufnahme verlangt großes menschliches Einfühlungsvermögen, denn der Zugang zum Patienten muss jeweils auf ganz individuelle Weise gefunden werden. Zweck des Gespräches ist es, die Gesamtheit der Symptome, die für den Patienten auf allen drei Ebenen von Bedeutung sind, genau festzuhalten.

Der Ähnlichkeitsregel folgend sucht der Homöopath dann nach jenen Symptomen, die für den jeweiligen Kranken charakteristisch sind und sich in den Prüfungssymptomen einer Arznei wiederfinden müssen. Denn erst wenn Arzneimittelbild und Menschenbild übereinstimmen, ist das spezifische Heilmittel gefunden.

Der Weg von der Anamnese bis zur Arzneifindung berücksichtigt die im Folgenden beschriebenen Aspekte.

Lokalsymptome

Bei der Beschreibung lokaler Symptome wird versucht, die entsprechende Auffälligkeit möglichst vollständig nach

- Lokalisation
- Empfindungen
- Modalitäten (Umstände, die sich verschlimmernd oder verbessernd auf das Allgemeinbefinden oder den Krankheitsprozess auswirken)
- Ursachen (z.B. psychisches oder physisches Trauma) auf neue Ziele zu erfassen.

Allgemeinsymptome

Das folgende Schema zeigt Beispiele dieser in der Homöopathie bedeutsamen Symptome:

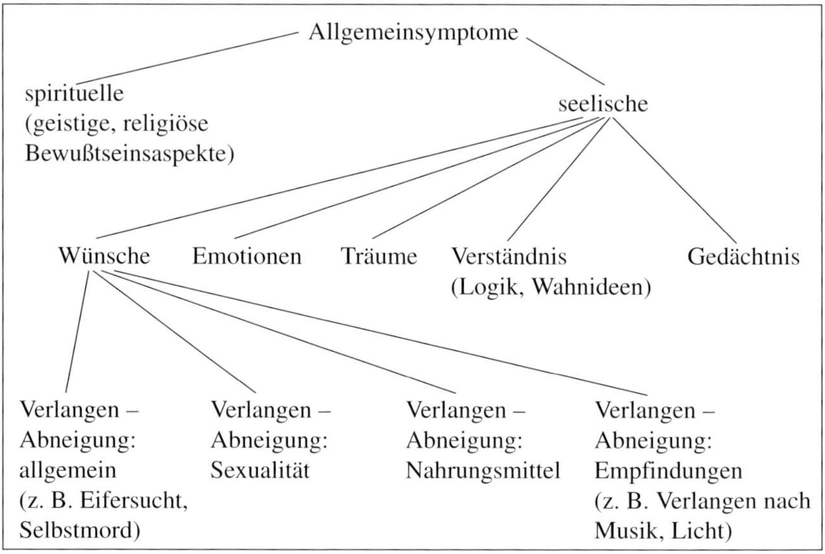

Biographische Anamnese

Hierbei werden Daten der Eigenanamnese (unter anderem Entwicklung, Erkrankungen, Impfungen), aber auch der Familienanamnese besonders erörtert. Ausgehend von einer Mutter-Kind-Einheit während der Schwangerschaft sind auch, vor allem bei Neugeborenen und Säuglingen, Symptome der Mutter in dieser Zeitperiode zu berücksichtigen, da sie häufig wahlanzeigend für das Arzneimittel des geborenen Kindes sind.

Tabelle 8 zeigt das Beispiel eines homöopathischen Anamnesebogens, wie er sich in der täglichen Praxis bewährt hat (47).

Gewichtung der Symptome

Schon bei der Erhebung der Anamnese sollten Symptome nach bestimmten Kriterien gewichtet werden (in der Reihenfolge ihrer Bedeutsamkeit):

- klar, spontan und intensiv geäußert
- Klarheit des Symptoms, spontan geäußert
- Klarheit des Symptoms, auf Befragen

Hierarchisierung

Als weiterer Schritt auf dem Wege zur Arzneimittelfindung erfolgt nun das Hierarchisieren, das heißt das Bewerten der in der Anamnese ermittelten objektiven (vom Arzt eingebrachten) und subjektiven (vom Patienten/Eltern mitgeteilten) Symptome.

Hierbei werden grundsätzlich diejenigen Symptome am höchsten bewertet, die vom Patienten bzw. den Eltern klar, spontan und intensiv geäußert worden sind.

Bei der Hierarchisierung hat sich die Berücksichtigung folgender Symptomengruppen bewährt (38):

Absonderliche, auffallende, ungewöhnliche Symptome

- auffallend an sich
- Modalität
- Lokalisation
- Empfindungen, konstante
- Ausbreitung und Erstreckung
- Beginn und Ende
- Kombination konträrer Symptome
- Ausbleiben erwarteter Symptome
- Periodizität
- Begleitsymptome

- Alternieren von Symptomen
- Abfolge von Symptomen
- Vikariation (z.B. Nasenbluten statt Menses)
- „Als ob"-Symptome
- Vollständige Symptome

Gut beobachtete Geistes- und Gemütssymptome

- Veränderung von Wille und Gemüt
- Veränderung von Verstand und Vernunft
- Veränderung des Intellekts

Allgemeinsymptome

- Witterungseinflüsse
- Schlaf und Träume
- Nahrungsmittel
- Menses und Sexualsymptome
- Exkrete und Sekrete
- Wundverhalten und Blutungen
- Lateralität
- generelle Verbesserungen und Modalitäten

Causa

Lokalsymptome

In der Skala der Wertigkeiten nehmen die individuellen Symptome – die absonderlichen, auffallenden und ungewöhnlichen Symptome – den höchsten Rang ein. Ihnen folgen die geistigen, seelischen und körperlichen Symptome. Die für die Findung der entsprechenden Arznei wesentlichen Symptome können jedoch aus jeder Schicht der Person stammen.

Als Ergebnis des Hierarchisierens erhält der Homöopath dann eine kleine Anzahl wertvoller Symptome.

Repertorisieren

Den Symptomen des kranken Menschen stehen die Symptome der Arznei gegenüber: Symptome, die über tradiertes Wissen, Vergiftungsunfälle, Arzneimittelprüfungen und durch die ärztliche Erfahrung und Beobachtung einer bestimmten Arznei zugeordnet werden. Die beim Hierarchisieren gewonnenen, vielleicht zwei bis acht wertvollen Symptome schlägt der Homöopath nun in einem Symptomenverzeichnis (Repertorium = Index der Arzneimittelprüfungssymptome) nach und findet dort in den entsprechenden Rubriken Arzneimittel aufgelistet (28, 36, 48).

Synthese

Die Synthese der Arzneimittelfindung erfolgt unter Berücksichtigung aller drei, für die Homöopathie, bedeutsamen Aspekte, wie sie im Schema der Abbildung 2 dargestellt sind.

Die „Philosophie“ der Homöopathie das heißt die von Hahnemann, dem Begründer der homöopathischen Medizin, genau vorgeschriebenen Anweisungen der Arzneimittelfindung bzw. des Umgangs mit dem Patienten, ist in seinem Buch „Organon der Heilkunst“ niedergelegt (14, 15).

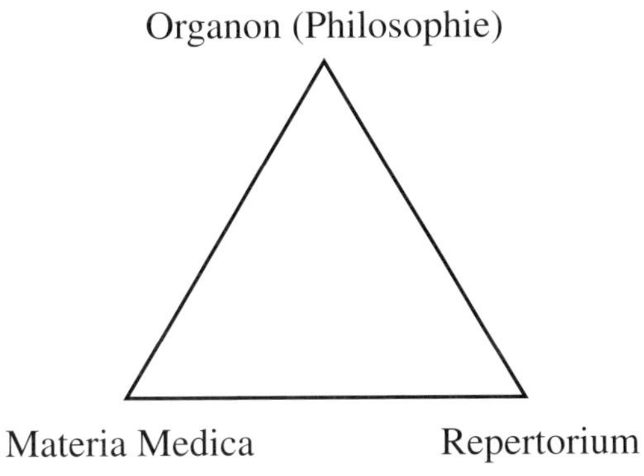

Abb. 2 : Komponenten der homöopathischen Arzneimittelfindung (25)

Daneben ist die Kenntnis der Materia Medica (Arzneimittellehre) unbedingt erforderlich.

Hierin werden – geordnet nach den verschiedenen Heilmitteln – deren Prüfungssymptome mit ihren Besonderheiten bzw. Modalitäten aufgeführt (24, 27, 30, 49–51).

Letztlich gilt es, die für einen Patienten bedeutsamen Symptome in Rubriken des Repertoriums zu übertragen, um zu einer kleinen Auswahl zu differenzierender Arzneimittel zu gelangen. Dies ist als Einstiegsmethode mittlerweile auch durch Computerprogramme möglich.

Materia Medica, Philosophie und Repertorium sind so eng miteinander verwoben, dass kein homöopathischer Arzt etwas Wertvolles erwirken kann, wenn er nicht fortführend jede dieser Disziplinen studiert und sie miteinander in Beziehung setzt (25).

Das Konzept der Miasmen

Anfälligkeit für bestimmte Erkrankungen durch prädisponierende Schwäche

Das Thema der Miasmen ist sehr komplex und soll hier nur der Vollständigkeit halber angesprochen werden.

Nachdem Hahnemann einige Zeit homöopathisch sehr erfolgreich gearbeitet hatte, stellte er fest, dass Symptome auch mit dieser Therapie erneut auftraten. Das homöopathische Gesetz stimmte, die Symptome kehrten jedoch immer wieder zurück. Etwas stimmte noch nicht. Während weiterer Behandlungsjahre machte er mit Hunderten von Patienten eine detaillierte Fallaufnahme, erfragte Krankheiten in ihrer eigenen Vorgeschichte, ebenso wie die Krankheiten der Eltern, Großeltern und Urgroßeltern, soweit zurückliegend als irgend möglich und wertete die Ergebnisse in Statistiken aus. Dabei fand er heraus, dass es eine tiefere, krankmachende Schwäche im Menschen gibt, die ihn für bestimmte Krankheiten anfällig macht. Diese Anfälligkeit nannte er Miasma. Nicht Bakterien oder Viren machen uns krank, sondern diese benutzen nur unsere vorhandene prädisponierende Schwäche. Hahnemann fand bei diesen Fallaufnahmen heraus, dass es eine gewisse Linie zurück gab, so dass die Krankheiten in einer bestimmten Reihenfolge auftraten. Aufgrund dieser Erkenntnis konnte er von der heutigen Krankheit bestimmte Rückschlüsse auf frühere Beschwerden ziehen. Es gab einen Zusammenhang. Es gab auch eine Verbindung zwischen den Krankheiten des Patienten und denjenigen seiner Familie (23).

Letztlich sind Miasmen angeborene oder erworbene krankhafte Reaktionsmuster, die einen chronischen Erkrankungsprozess entstehen lassen und aufrechterhalten.

Hahnemann unterteilte die Miasmen in Untergruppen, entsprechend den verschiedenen Typen von Menschen und Krankheiten. Während seiner Lebenszeit konnte er drei Untergruppen bilden, zwischenzeitlich sind noch weitere hinzugekommen:

- Psora
- Sykosis
- Syphilis
- Tuberkulines Miasma (Kombination von Psora und Syphilis)

Sankaran fügte diesen vier Miasmen noch sechs weitere hinzu (33):

- Akutes Miasma
- Typhus Miasma
- Malaria Miasma
- Ringwurm Miasma
- Krebs Miasma
- Lepra Miasma

Die miasmatische Zuordnung von Arzneimittelbildern oder Krankheitssymptomen scheint zuweilen etwas widersprüchlich und dazu noch vollkommen abhängig von der Sichtweise des Autors.

So werden beispielsweise petechiale Hautblutungen in unterschiedlichen Leitlinien miasmatischer Symptome sowohl der Tuberkulinie als auch der Syphilis zugeordnet und das Symptom einer

Keloid-Narbe sowohl der Sykose als auch der Syphilis und der Tuberkulinie.

Die miasmatische Zuordnung der Arzneimittel erfolgt auch - je nach Einschätzung des Autors - zuweilen sehr unterschiedlich; dies vor allem auch in Hinblick auf die neueren Miasmen.

Die Schulen der Homöopathie

Weiterentwicklung durch zusätzliche Erkenntnisse

In seinem schon erwähnten Buch „Organon der Heilkunst" ermahnte Samuel Hahnemann seine Schüler: „Macht´s nach, aber macht´s genau nach". Doch schon seine unmittelbaren Nachfolger entwickelten Konzepte der Arzneimittelfindung, die Hahnemanns ursprünglichem Vorgehen zwar nicht widersprechen, aber dazu beitragen, dass Homöopathie lebendig ist und dynamisches Entwicklungspotential bereithält. Neben einer Vielzahl schon älterer Methoden (unter anderem von Boenninghausen, Boger, Kent, Schmidt), haben vor allem neuere Strömungen wesentlichen Einfluss auf die Entwicklung der Homöopathie genommen, die mit den Namen Vithoulkas, Sehgal, Masi-Elizalde, Candegabe, Mangialavori, Scholten und Sankaran verbunden sind. Hiervon sollen im Folgenden die Methoden nach Massimo Mangialavori, Jan Scholten und Rajan Sankaran kurz erläutert werden, die versuchen, eine Fülle von Einzeldaten und Beobachtungen aus über 200 Jahren in systematische Strukturen zu bringen. Wenn die Homöopathie natürlichen Gesetzen folgt, dann muss es auch eine nachvollziehbare Systematik der Arzneimittel geben. Sicherlich sind die „Familien" nach Mangialavori, Scholten und Sankaran nur erste Versuche in diese Richtung. An diesen Vorschlägen wird noch lange gearbeitet, korrigiert und ergänzt werden müssen. Aber der Schritt als solcher war notwendig und in der Entwicklung der Homöopathie logisch (54).

Methode Massimo Mangialavori (26)

Dieser italienische Homöopath bereichert seit 20 Jahren die Homöopathie-Landschaft um neue, wesentliche Aspekte. Insbesondere wendet er sich von der Polychrest-Therapie ab und sogenannten „kleinen", d.h. wenig bekannten Mitteln zu, da er der Auffassung ist, jedes Mittel kann als Simillimum in Frage kommen, wenn es nur genau genug auf den Patienten „zugeschnitten" ist. In der Homöopathie wird der Begriff Polychrest (abgeleitet aus dem Griechischen „zu vielem nützlich") für einige homöopathische Arzneimittel verwendet, die nach Ansicht der Homöopathen viele unterschiedliche therapeutische Anwendungsbereiche abdecken und daher häufig eingesetzt werden. Die Polychreste stehen in der Regel mit vielen tausend Symptomen in den homöopathischen Symptomensammlungen (Materiae Medicae). Beispiele für homöopathische Polychreste sind z.B. Sulfur, Phosphorus, Calcium carbonicum, Lycopodium, Natrium muriaticum, Nux vomica oder Sepia.

Seltene Mittel sind lediglich zu wenig erforscht und bekannt, aber keineswegs weniger tief wirksam. Jedes mögliche Heilmittel stellt für ihn ein „anthropologisches Modell" dar, das einem Patienten möglichst ähnlich sein muss; der Patient repräsentiert also sein Mittel auf allen Ebenen.

Sein sogenanntes „Komplexitätsmodell" und die Zusammenfassung der Mittel in „Familien" (z.B. Meeresmittel, Schlangenmittel, Säuren, Cactaceae) erlaubt es, tiefste Ebenen in einem kranken Menschen zu erreichen und ihn einer Heilung zuzuführen.

Für Mangialavori definiert sich ein Simillimum als eine Heilinformation, die den Patienten in akuten wie in chronischen Situationen gleichermaßen affizieren muss, und dies über längere Zeit hinweg. Die Tiefe der Wirkung geht aus der Verlaufsbeobachtung hervor, die bei ihm die gleiche Bedeutung wie die Erstanamnese erlangt.

Seine Methode setzt komplexes Denken und einiges an praktischer Erfahrung in der Patientenbehandlung voraus (17).

Methode Jan Scholten (35)

Jan Scholten gelingt es nicht nur, mentale Zustandsbilder, also Lebensthemen oder Konfliktsituationen des Patienten, als führendes Element der Verschreibung in der Homöopathie einzuführen. Auf der Basis von gut bekannten Arzneien gelingt es ihm durch Interpolation, das Geflecht der Elemente des Periodensystems in seiner psychischen Dimension systematisch darzustellen.

Elektronenschale für Elektronenschale entwickelt er thematische Inhalte wie die Ich-Entwicklung und das Selbstbewusstsein (Ego- oder Kohlenstoffserie), den Aufstieg und Verfall von zwischenmenschlichen Beziehungsformen (Beziehungs- oder Siliciumserie), ebenso wie die Ebene von Arbeit und Pflichten (Eisenserie), die Ebene des Wissenschaftlers oder Künstlers (Silberserie) oder jene von Führern und Managern (Goldserie) sowie die vom spirituellen Menschen, der seiner inneren Stimme folgen muss, aber durchaus im Außen Projekte zu verwirklichen hat (Lanthanide). Jede dieser Serien (entsprechend Elektronenschalen) oder Reihen (nach Anzahl der Elektronen) hat einen schicksalhaften Aufstieg, einen Höhepunkt und einen Verfall des Themas. Indem wir das Lebensthema des Patienten analysieren, finden wir über Verschneiden der Serie mit dem entsprechenden Stadium des Themas die Arznei; häufig ein chemisches Element, das in Kombination mit einem zweiten Element ein Mineralsalz ergibt. Wir erhalten dabei über 1000 Verbindungen (29).

Methode nach Rajan Sankaran (6, 21, 33–34)

Der indische Homöopath entwickelte, in den 80er und 90er Jahren des vergangenen Jahrhunderts, ein erweitertes Verständnis des Wesens der Krankheit („basic delusion“) und der Arzneimittel („situative materia medica“). Außerdem versuchte er unter Zuhilfenahme der natürlichen Verwandtschaft und der Miasmenlehre, Arzneimittel nach gemeinsamen Merkmalen zu gruppieren. Daneben zeigte er auf, wie man die psychologischen Gesetze der Polarität und Projektion in der Anamnese nutzen kann.

Anamnestisch werden von der Hauptbeschwerde ausgehend verschiedene, in ihrer globalen Qualität ansteigende Erlebnisebenen unterschieden:

- Ebene 1 : Organ orientierte Faktenebene
- Ebene 2 : Tatsachen / Modalitäten
- Ebene 3 : Emotionen

- Ebene 4 : Wahnideen
- Ebene 5 : Empfindungen
- Ebene 6 : Energie

Die tiefen zentralen Empfindungen demonstrieren ihre Wertigkeit durch ihre urtümliche, naturhafte Qualität (z.B. Verletzung, Kompression, Expansion, Fluss, Stau, Brechen, Verlust, Fülle, Leere). Diese werden meist von Gestik und Körpersprache unterstrichen und geben als roter Faden des Falles entscheidende Orientierung.

Die neuen Konzepte Sankarans stehen auf dem Boden der homöopathischen Klassik Hahnemanns, welche erweitert und vertieft wird. Die inzwischen komplexe Methode ist rational und genau definiert. Sie bewährt sich weltweit und ist insbesondere durch Einsatz von Videos gut erlernbar (18).

Fallbeispiele zur Arzneimittelfindung

Am Beispiel einiger Fallbeschreibungen soll im Folgenden das Prinzip der homöopathischen Arzneimittelfindung kurz erläutert werden.

Fall A:

A.G., ein 7-jähriger Junge, kommt wegen zunehmender Aggressivität und Destruktivität in die Sprechstunde. Schon gegen Ende der Kindergartenzeit sei er gegenüber anderen Kindern aggressiver geworden; er schlägt, beißt, wird schnell wütend, wirft mit Gegenständen. Diese Symptomatik setzt sich auch nach Schuleintritt fort, jetzt schlägt er sogar die Lehrerin. Dieses aggressive Verhalten tritt jedoch nur phasenweise auf, dazwischen ist er lieb und umgänglich, schmust gerne und ist kreativ.

Vorgeschichte: Zwillingsgeburt (Erstgeborener) in der 34. Schwangerschaftswoche. Nach Angaben der Mutter war er, während der letzten Woche vor der Geburt, derart in der Gebärmutter „eingeklemmt", dass er sich kaum noch spontan bewegen konnte (durch Ultraschall mehrmals bestätigter Befund). Nach der Geburt hätte er sich „wie befreit" gefühlt. Im Alter von acht Wochen erkrankten beide Zwillinge an einer Salmonelleninfektion; unser Patient übersteht die Enteritis ohne Folgen, der Zwillingsbruder stirbt mit 10 Monaten an den Folgen einer Salmonellen-Meningitis.

Mit neun Monaten tritt bei A. ein plötzlicher Strabismus convergens auf, der mit einem Okklusionsverband behandelt wird.

Im Alter von vier Jahren, das heißt zwei Jahre nach der Geburt eines weiteren Geschwisterkindes, entwickelt A. intensive Eifersucht gegenüber diesem nachgeborenen Bruder, unter anderem mit Beiß- und Schlagphasen.

Die körperlichen und Allgemeinsymptome sind wenig aussagekräftig, so dass sich die Arzneimittelfindung vorwiegend auf die biographische Anamnese und die aktuelle Symptomatik gründen muss. Hierbei scheinen folgende Symptome als auffallend und bedeutsam:

- Schlagen, Beißen (mit heftiger Intensität)
- Klaustrophobie (in der Gebärmutter)
- Verlassenheitsgefühl (nach dem Tod des Zwillingsbruders)
- plötzlich auftretender Strabismus convergens
- Eifersucht (gegenüber dem nachgeborenen Geschwisterkind)

Das Arzneimittel, das bei der Repertorisierung „durchläuft" und in der Materia Medica, vor allem wegen der phasenweise auftretenden Aggressionen, am ähnlichsten erscheint, ist *Stramonium*, das in einmaliger Gabe von drei Globuli C 200 verabreicht wird.

Nach vier Wochen berichtet die Mutter, dass A. wie umgewandelt erscheine. Er sei kaum noch aggressiv, und auch die Lehrerin hätte erstaunt nachgefragt, was mit A. passiert wäre. Nach vier Monaten nehmen die Aggressionsattacken wieder an Häufigkeit und Intensität zu, so dass A. noch einmal *Stramonium* C 200 verabreicht wird. Hiernach wieder schnelle Besserung, die bis weit über ein Jahr nach der Erstgabe andauerte.

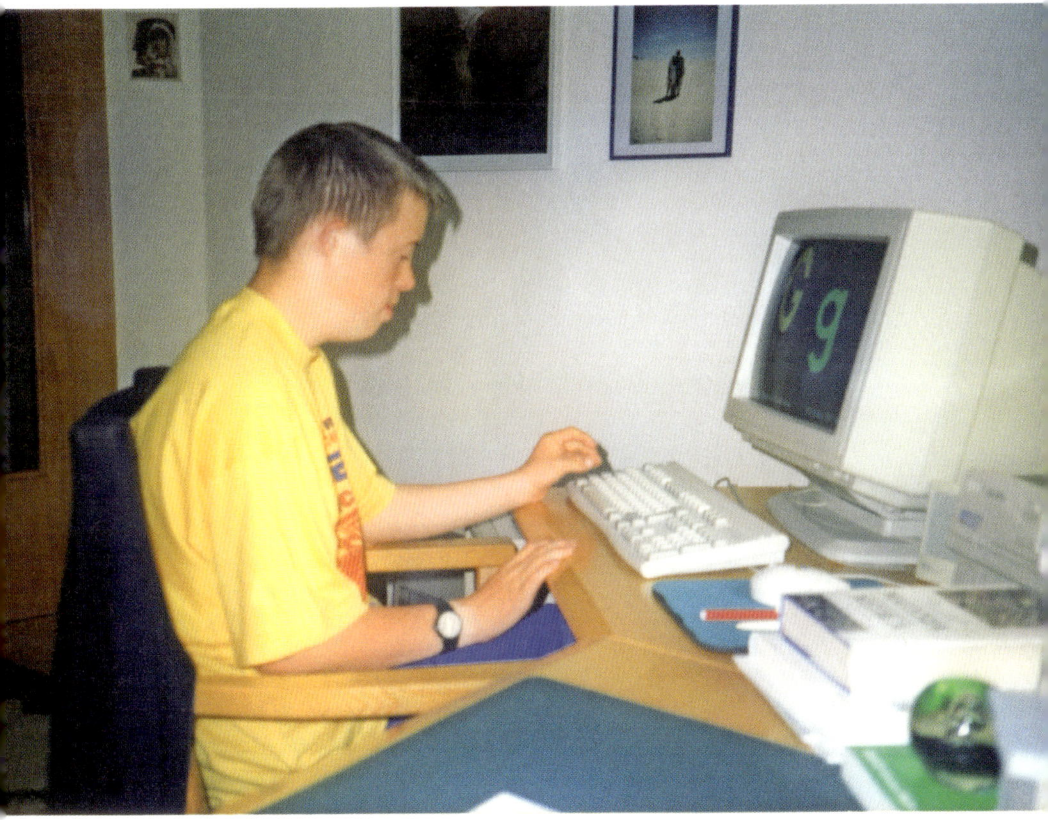
G g

Fall B:

G.B., ein 15 Monate alter Junge mit Neurodermitis seit der 3. Lebenswoche. Zunächst Befall der rechten Achselhöhle, dann vorwiegend am Kopf, im Gesicht und an den Händen. Hautveränderungen mit honiggelbem Sekret (schlechter nach Jucken). Juckreiz so stark, dass er sich blutig kratzt.

Juckreiz schlimmer nachts, besser an frischer Luft. Verzögerte Entwicklung (Motorik, Sprache).

Vorherige homöopathische Behandlung, unter anderem mit *Sulfur* und *Graphites*, durch Kollegen bisher ohne Erfolg.

Auf die Routinefrage nach Impfungen berichtet die Mutter, dass G. bisher nur am vierten Lebenstag gegen Tuberkulose geimpft worden sei.

Obwohl die weiteren Symptome nicht für das Arzneimittelbild *Tuberculinum* typisch waren, wurde dieses Mittel in C 30, aufgrund der Vorgeschichte der B.C.G.-Impfung, verabreicht. Hiernach war die Haut, nach nur noch einmaliger wiederholter C 30-Gabe, nach drei Monaten „blank“. Auch psychisch war G. in ausgeglichener Stimmung, und seine Entwicklung hatte einen ordentlichen Schub bekommen.

Vorgeburtliches Erleben als Ursache postnataler Beschwerden bei Kindern

Schon im Abschnitt über Ansätze der Förderung und Hilfestellung (Seite 6 ff.) habe ich darauf hingewiesen, welch beunruhigende und unheimliche Folgen vorgeburtliches Erleben für das spätere Leben haben können. Anhand einiger Beispielfälle möchte ich hier noch einmal verdeutlichen, wie bedeutsam Hinweise aus der perinatalen Anamnese für das Auffinden eines Arzneimittels sein können.

„Erkenntnisse der pränatalen Psychologie zeigen, dass Ungeborene über ein eigenständiges elementares Gefühlsleben verfügen und die Zeit der Schwangerschaft sowie der Geburt affektiv miterleben. Mit diesem Wissen, dass Säuglinge und auch die Frühgeborenen und noch fötalen Kinder keine „Reflexwesen“ sind, sondern ihr eigenes differenziertes Erleben und ihre „eigene Kompetenz“ haben, wird uns ungewollt bewusst, dass wir selbst unsere Erfahrungen im Mutterleib als Urgrund unseres Erlebens und unsere Geburtserfahrung als unerkannte Erinnerung in uns tragen – eine beunruhigende und unheimliche Einsicht. Es wird deutlich, dass unsere eigene Lebens- und Erlebnisgeschichte schon im Mutterleib beginnt und die Dramatik des Weltenwechsels der Geburt wie die Ankunft und Eingewöhnung in der Babyzeit umfasst, die eine Art Übergangsraum zwischen Mutterleib und Familie bildet, bis wir dann als Kleinkind in die Welt krabbeln“. Dieses Zitat des Psychotherapeuten Ludwig Janus (19) beinhaltet eine anschauliche Einleitung zu den im Folgenden aufgeführten Fallberichten, die deutlich machen sollen, wie vorgeburtliches Erleben der werdenden Mutter Einfluss auf das noch ungeborene Kind nehmen kann und sich nach der Geburt als Krankheitssymptome beim Säugling oder Kleinkind manifestiert.

Fall C:

Das knapp 4-jährige Mädchen wurde mir wegen Schlafstörungen vorgestellt.

Bericht der Mutter: Extrem sture, exzentrische, aufbrausende und absolut ruhelose Persönlichkeit. Schläft nachmittags nicht mehr, kommt abends – obwohl vom Tage müde und schlapp – vier- bis achtmal aus nichtigen Gründen wieder aus dem Bett. Abweichungen von Regelmäßigkeiten können schlimmste Wein- und Schreikrämpfe hervorrufen, die bis zu ein oder zwei Stunden andauern können. Das geht soweit, dass sie sich auch verletzen könnte (nicht aktiv, sondern weil sie komplett die Fassung und die Kontrolle verliert). Ein besonders frühes Zubettgehen (wegen Übermüdung) bewirkt nur, dass sie noch häufiger aus dem Bett kommt.

Außerdem sehr sensibel, sehr fürsorglich im Umgang mit ihrer etwas älteren schwerstbehinderten Schwester. Zur Schwangerschaft machte die Mutter folgende Angaben: „Bis zum siebten Monat unproblematisch, dann starb mein Zwillingsbruder bei einem Autounfall. Ich habe sehr gelitten, wollte kein Baby mehr, sondern meinen Bruder zurück. Im ersten Jahr nach dem Tod meines Bruders ging es mir sehr schlecht“.

Keine besonderen Allgemeinsymptome.

Zur Repertorisierung habe ich folgende Symptome herangezogen:

- mitfühlend
- Angst im Bett
- Ruhelosigkeit bei Kindern
- Beschwerden durch Tod von geliebten Personen

und aufgrund der sturen und aufbrausenden Persönlichkeit *Causticum* C 200 verordnet.

Vier Wochen später berichtete die Mutter, dass ihre Tochter nur noch kurzfristig abends aus dem Bett nach ihr rufen würde, das Bett aber nicht mehr verließ. Außerdem sei sie lieb und umgänglich sowie sehr viel ruhiger geworden. Im Verlauf der nächsten zwei Jahre, brauchte sie noch dreimal, bei einem leichten Rückfall mit Einschlafschwierigkeiten, *Causticum* C 200, das immer prompt wirkte.

Fall D:

Männliche Frühgeburt aus der Schwangerschaftswoche 34 + 6; Geburtsgewicht 2.260 g. Sectiogeburt bei vorzeitiger Plazentalösung. Schweres Atemnotsyndrom trotz einer klinischen Reife von ca. 35 Schwangerschaftswochen (eher ungewöhnlich). Intensivtherapeutische Maßnahmen (endotracheale Intubation mit kontrollierter Beatmung und einem Sauerstoffbedarf von 100 %, mehrmalige Surfactant-Gaben zur Verbesserung der Lungenreife, Dopamin-Infusion) ergaben keine wesentliche klinische Besserung.

Mütterliche Anamnese : Drogenabusus in den ersten beiden Schwangerschaftsmonaten (Haschisch). Gewalt durch den Vater des Kindes.

Als die Mutter nach der Geburt zum ersten Mal auf der Intensivstation ihr Kind besuchte, fragte sie die Schwester: „Ist das überhaupt mein Kind?"

Vor dem Hintergrund des mütterlichen Erlebens mit Drogenmissbrauch und Gewalterfahrung durch ihren Freund, aber vor allem nach ihrer Frage am Inkubator (Rubrik: „Wahnvorstellung, Kind, das sei nicht ihres“ = nur ein Mittel im damaligen Repertorium Synthesis 7.0), habe ich dem Kind *Anacardium* C 30 auf die Zunge gegeben. Hiernach deutliche Verbesserung der Beatmungssituation, mit Rückgang des Schweregrades des Atemnotsyndroms von Stadium IV = sog. weiße Lunge auf Stadium I bis II, Reduktion der Atemfrequenz und des Sauerstoffbedarfs auf 35 % innerhalb weniger Stunden. Extubation am folgenden Tag und weiterer unkomplizierter Verlauf.

Fall E:

Diesem Fall möchte ich ein Zitat des Arztes Till Bastian (1) voranstellen, das mich hierbei und auch in späteren Anamneseerhebungen zur Berücksichtigung spezieller Schwangerschaftssituationen angeregt hat:

„Ärztliche Diagnostik, die wie bei der genetischen Testung von werdenden Müttern am Ende „erzwungen“ wird – und sei es nur durch den Druck „überzeugender Argumente“ – kann tatsächlich das emotionale Verhältnis der Mutter zum Kind ändern. Es handelt sich eindeutig um eine zwar nicht messbare, aber dennoch reale Nebenwirkung des medizinischen Vorgehens, die den vom Arzt vermuteten Vorteilen entgegengehalten und gegen sie abgewogen werden muss – jede andere Handlungsweise wäre ein klarer Verstoß gegen die Grundsätze ärztlicher Ethik.

Es ist unerheblich, ob eine derartige Haltung einer werdenden Mutter „rational“ oder „irrational“ ist – worauf es ankommt, ist, dass die möglichen Folgen solcher „uneinfühlsamer Diagnostik“ in jedem Fall real sind. Gefühle, Haltungen, Werteinstellungen, religiöse Überzeugungen und dergleichen sind zweifellos ebenso real wie Laborwerte und statistisch erhobene Daten. Dass es sich hierbei um ein bedeutsames Problem bei der vorgeburtlichen Diagnostik chromosomaler Aberrationen handelt, ist offenkundig.

Die Gefahr besteht darin, dass solche Diagnostik, verbunden mit den entsprechenden, niemals völlig wertfreien und rein sachlichen ärztlichen Begleitinformationen, die Ablehnung eines z.B. mit Down-Syndrom behafteten Kindes erst induziert. In Anlehnung an Werner Heisenbergs berühmtes Theorem könnte man hier von einer

Art sozialer Unschärferelation sprechen. Jede Beobachtung des Systems – mithin auch jede diagnostische Maßnahme – ist ein Eingriff in das System, der dieses stört – mit gegebenenfalls völlig unvorhersehbaren Nachwirkungen“.

Dieser vier Monate alte Säugling wurde wegen rezidivierender obstruktiver Bronchitiden mit folgenden Modalitäten vorgestellt:

- > frische Luft
- > nach dem Trinken
- < nachts (ab 2 Uhr Reizhusten; wird dadurch wach mit Panikattacken)
- > Sitzen
- < Bauchlage

Seit dem 2. Lebensmonat durchgehend obstruktiv!

Schwangerschaft: Der Fetus wurde sonographisch als zu klein beurteilt. Als Folge dieser Information litt die werdende Mutter unter Depressionen und Ängsten, die Gesundheit bzw. Prognose ihres Kindes betreffend.

Geburt: spontan, Geburtsgewicht: 3.100 g!

Arzneimittelgabe: *Arsenicum album C 30* (wegweisend für mich waren hier vor allem die Zeit-Modalität sowie die Angst um das Leben bzw. die Gesundheit ihres Kindes). Hiernach schnelle und deutliche Besserung. Die vorher durchgeführten Inhalationen mit Salbutamol und Cortison konnten reduziert und bald abgesetzt werden. Erstmals seit Beginn der Obstruktion war die Lunge frei. Auch im weiteren Verlauf keine Atmungsprobleme mehr.

Fall F:

Ein drei Jahre altes Mädchen litt seit einem dreiviertel Jahr unter Verstopfung; das begann, nachdem die Windel weggelassen worden war. Sie hatte nur jeden zweiten bis dritten Tag Stuhlgang und entleerte dann große harte Mengen. Ihre Bemühungen zur Stuhlentleerung verliefen nie unter Aufsicht, d.h. sie versteckte sich jedes Mal irgendwo, z.B. hinter einer Gardine. Außerdem klagte sie häufiger über Bauchschmerzen, mit Besserung nach dem Stuhlgang. Als spontane Beobachtung teilte die Mutter mit, dass die Stuhlentleerung immer im Stehen erfolgen würde.

Abends wollte sie nicht alleine einschlafen; sie wurde jeden Morgen gegen 5 bis 6 Uhr wach und kam dann bis zum Aufstehen noch ins elterliche Bett. Vom Charakter her lieb und schüchtern in fremder Umgebung. Sonst keine weiteren auffälligen Symptome. Sie sprach während der Vorstellung mit mir kein einziges Wort.

Schwangerschaft: Während dieser Zeit war die Mutter in großer Sorge um ihre Mutter, da nach einem Schlaganfall mit Koma der Tod nicht auszuschließen war. Bis zur Geburt war die Mutter deswegen in einer psychisch sehr belastenden Situation.

Benutzte Rubriken:

- Obstipation; der Stuhlabgang besser im Stehen;
- Beschwerden durch Tod der Eltern oder Freunde (obwohl die Oma nicht gestorben ist);
- Angst abends im Bett
- Schüchternheit
- schweigsam

Ich gab ihr *Causticum* C 200 in einer Einzeldosis. In der ersten Woche hiernach entleerte sie überhaupt keinen Stuhl, ab der zweiten begann sie langsam spontane Stühle, ohne großes Versteckspiel und Mühen zu entleeren; zuletzt regelmäßig jeden Tag über ein halbes Jahr. Dann brauchte sie noch einmal bei wieder zunehmender Verstopfung *Causticum* C 200 und hatte im Verlauf des nächsten dreiviertel Jahres keine Probleme mit dem Stuhlgang mehr.

Es ist vielleicht etwas spekulativ, anzunehmen, dass das vorgeburtliche psychische Erleben der Mutter drei Jahre nach der Geburt noch die Symptomatik des Kindes auslösen konnte, doch bin ich überzeugt davon, dass prä- und perinatal beim Kind eine „Erinnerungsspur“ (*Causticum*-Zustand) hinterlassen wurde, die hierfür eine Erklärung bietet.

Fall G:

A.J. war ein 8-jähriger Junge, der mit der Diagnose einer idiopathischen Thrombozytopenie (ITP) im Krankenhaus behandelt worden war. Durch die erniedrigten Blutplättchen hatte er Petechien sowie Schleimhautblutungen (Nase, Magen-Darm-Trakt) entwickelt. Seine Thrombozytenzahl betrug bei Aufnahme in der Klinik < 5.000/mm^3! Nach konventioneller Therapie mit hochdosiert intravenös verabreichten Immunglobulinen sowie später Cortison konnten die Blutungen gestoppt und die Thrombozytenzahl angehoben werden. Im weiteren Verlauf kam es aber immer wieder zu Rezidiven mit erneut auftretenden Blutungen, so dass auch nach Entlassung aus der Klinik immer wieder Cortison-Tabletten verabreicht wurden, die die Symptomatik verbesserten, ein erneutes Aufflackern der Symptome jedoch nicht verhindern konnten. Mit dieser Vorgeschichte kam er drei Monate nach Beginn der Erkrankung in meine Sprechstunde.

Bei der körperlichen Untersuchung waren keine Auffälligkeiten nachweisbar, seine letzte Thrombozytenzahl betrug aber nur 25.000/mm^3 (normal 150.000 bis 450.000/mm^3). Die Eltern erzählten weiterhin von rezidivierend auftretenden Kopfschmerzen. Außerdem wäre A. in seinen Handlungen sehr langsam und bedächtig und brauchte für die Schularbeiten ständig Unterstützung. Sonst waren keine weiteren besonders auffallenden Symptome eruierbar.

Während der folgenden sechs Monate verabreichte ich ihm mehrere homöopathische Mittel (u.a. *Calcium carbonicum, Pulsatilla, Barium carbonicum, Phosphorus, Lycopodium, Natrium silicicum*), mit denen ich seine Thrombozytenzahl weitgehend auf Werte < = 60.000/mm^3 stabilisieren konnte. Trotzdem kam es immer wieder zu Rückfällen mit erniedrigten Thrombozytenwerten sowie klinischen Symptomen (Schleimhautblutungen, Petechien). Auch ein zweites ausführliches Anamnesegespräch brachte nicht weiter, und eine Änderung auf geistiger, seelischer oder körperlicher Ebene konnte nicht beobachtet werden.

Wie auch sonst üblich, hatte ich die Eltern nach dem Verlauf der Schwangerschaft gefragt, dabei waren aber keine besonderen Symptome erwähnt worden.

Neun Monate nach Beginn der Symptomatik rief mich dann die Mutter spontan (ohne Wissen des Vaters) zu Hause an und meinte, mir doch etwas mehr von ihrer Schwangerschaft mit A. erzählen zu müssen.

Es war keine geplante Schwangerschaft, und der Vater wollte einen Abbruch, die Mutter aber nicht. Auf meine Frage, wie sie sich damals gefühlt habe, antwortete sie mir: „Ich war verletzt"!

Nach meinen bisherigen vergeblichen homöopathisch-konservativen Bemühungen habe ich mich bei diesem Stichwort der Sankaran-Methode und der „vitalen Empfindung" der „Verletzlichkeit" der Pflanzenfamilie der *Compositae* erinnert.

Schlägt man im Kapitel über *Compositae* nach (33), so werden dort folgende Arzneimittel und die ihnen zugeordneten Miasmen aufgeführt:

akutes Miasma: *Arnica/Calendula*

Typhus-Miasma: *Chamomilla*

Ringwurm-Miasma: *Taraxacum*

Malaria-Miasma: *Cina/Eupatorium perfoliatum*

Sykotisches Miasma: *Senecio*

Tuberkulares Miasma: *Abrotanum*

Krebs-Miasma: *Bellis perennis*

Lepra-Miasma: *Lactuca/Inula/Lappa*

Syphilitisches Miasma: *Echinacea*

Da es sich bei der idiopathischen Thrombozytopenie um eine Autoimmunerkrankung handelt, habe ich sie dem syphilitischen Miasma zugeordnet und mich für *Echinacea* entschieden. Beim Studium dieses homöopathischen Arzneimittels in der Materia Medica (51), das ich bis dahin nur dem Namen nach kannte, konnte ich unter anderem folgende Gemütssymptome finden:

- Verwirrung, Schläfrigkeit, Geistestrübung; unfähig, die Geisteskräfte zu nutzen

- will nicht denken oder lernen
- Langsamkeit
- Kopfschmerzen

Ebenso war es in der Rubrik „Petechien/Thrombozytopenie" im Repertorium aufgeführt (24).

Ich verabreichte einmal *Echinacea* C 200 drei Globuli. Vier Wochen hiernach betrug die Thrombozytenzahl 71.000/mm^3 (vor Gabe 40.000/mm^3) und weitere vier Wochen später 241.000/mm^3. Im Verlauf der nächsten zwei Jahre musste *Echinacea* C 200 noch viermal wiederholt werden (bei Thrombozytenwerten < 50.000/mm^3); im letzten Jahr der Behandlung lagen die Werte immer bei > 150.000/mm^3, ohne dass erneute Gaben notwendig wurden.

Petechien oder andere Blutungen sind nie wieder aufgetreten, auch die Kopfschmerzen waren kein Problem mehr. Aufgrund seiner stabilen und verbesserten Leistungen, ist A. für den Besuch eines Gymnasiums vorgeschlagen worden.

Die ständige Präsenz frühester vorgeburtlicher und geburtlicher Erfahrungen lässt erahnen, wie bedrohlich sie sich auf das spätere Lebensgefühl und die spätere Lebensgestaltung auswirken können. Erfahren und Erleben wird hier als das verstanden, was dem Menschen widerfährt, was er durchleidet und was „Erinnerungsspuren" hinterlässt. Neben der erwähnten vorgeburtlichen Diagnostik mit all ihren potentiell möglichen psychologischen Folgeerscheinungen und den in den Fallberichten aufgeführten anderen Situationen zählen als weitere pränatale Einwirkungsfaktoren: ungewollte Schwangerschaften, Partnerschaftskonflikte, Zustand nach Unfruchtbarkeitsbehandlungen, Ängste sowie Schwangerschaftsdepression, Verlassenheitserfahrungen, überlebte Abtreibungsversuche, perinatale Traumen wie eine schwierige Zangen- oder Vakuumgeburt sowie Notfall-Kaiserschnitt, um nur einige zu nennen.

Darüber hinaus kann der „Leidensweg" einer eingeschränkten psychischen wie körperlichen Entwicklung, im Sinne einer Verlassenheitserfahrung, schon kurz nach der Geburt beginnen. Wird die Geburt eines Kindes üblicherweise mit Gefühlen der Freude, des Willkommenheißens und der liebevollen Zuwendung verbunden, so darf die Frage erlaubt sein, ob dies auch unmittelbar nach der Geburt eines Kindes mit Down-Syndrom der Fall ist!

Perinatales Erleben kann sich als mehr oder weniger störendes Muster in den Lebensverlauf einprägen. Ein homöopathisches Arzneimittel ist oft in der Lage, dieses jeweils individuelle Muster zu aktualisieren, erlebbar und deutlich werden zu lassen und so homöopathisch zu lösen oder zu heilen.

Homöopathische Behandlung von Patienten mit Down-Syndrom

Literatur – allgemeine Übersicht und Beispiele

Es gibt in der nationalen wie internationalen homöopathischen Literatur nur wenige Hinweise speziell auf die Behandlung von Menschen mit Down-Syndrom. Dies ist einerseits verständlich von der Annahme her, dass das Prinzip dieser Heilmethode auf Menschen aller Altersgruppen sowie auf die unterschiedlichsten Persönlichkeiten anwendbar ist. Dennoch stellt sich die Frage, ob auch Patienten mit einer genetisch bedingten Störung, z.B. einer Chromosomenaberration, durch Homöopathie „beeinflussbar" sind.

Es ist sicherlich unbestritten, dass das Down-Syndrom zur Zeit weder durch schulmedizinische noch durch homöopathische Bemühungen „geheilt" werden kann. Geht man aber von der Anschauung aus, dass das Down-Syndrom keine Erkrankung, sondern eine – wenn auch extremere – Variante des normalen Menschseins beinhaltet, so scheint die Möglichkeit bzw. Notwendigkeit einer Heilung von zunächst untergeordneter Bedeutung. Krankheit dagegen ist eine Beeinträchtigung der Lebensenergie, ein innerer Prozess mit bestimmten Gesetzmäßigkeiten, der neben den physischen Elementen auch das Denken und Fühlen umfasst.

Es hat sich gezeigt, dass die Homöopathie Beschwerden des Denkens, des Empfindens (psychisch/emotional) und des Körpers heilen kann; hiervon ausgenommen sind einige mechanische Traumata, die auch mechanisch korrigiert werden müssen; z.B. Unfälle, die einen operativen Eingriff notwendig machen, einige lebensbedrohliche

Erkrankungen sowie einige schwere Krankheiten im Endstadium. Aber auch hier können homöopathische Mittel unterstützend eingesetzt werden (5).

Es ist die historische Etikettierung der Menschen mit Down-Syndrom als „mongoloide Idioten", die in der Vergangenheit und zuweilen auch noch heute zu ausschließlich negativen Auswirkungen, unter anderem in sozialer, emotionaler und kognitiver Hinsicht, geführt hat. Diese negative Etikettierung war ein äußerst wirksamer Motor für die Entstehung gleichförmiger Anschauungen und Reaktionen, die sich Wege in die Familien und in die Gesellschaft gebahnt haben, um so letztlich zur Ausgrenzung und Isolierung zu führen. Dieses einmal entstandene Etikett diente als Orientierungshilfe, aus der die Gesellschaft ihre Verhaltensweisen, Vorstellungen und Erwartungen dieser nicht integrierten Gruppe gegenüber rekrutierte.

Wie neueste neurobiologische Untersuchungen zeigen, bedeutet soziale Ausgrenzung Schmerz und erzeugt Aggression (3). Die Schmerzgrenze wird „aus Sicht des Gehirns" keineswegs nur dann überschritten, wenn Menschen physischer, also körperlicher Schmerz zugefügt wird. Die Schmerzzentren des Gehirns reagieren auch dann, wenn Menschen sozial ausgegrenzt, zurückgewiesen, verachtet oder gedemütigt werden. Fehlende Zugehörigkeit zu einer Gruppe und Zurückweisung durch andere Menschen sind die stärksten und wichtigsten Aggressionsauslöser.

Wenn Menschen mit Down-Syndrom geboren werden und später unter anderem im Kindergarten, in der Schule oder im Erwachsenenalter weiteren Einlass in die Gesellschaft finden wollen, werden sie von einer Umwelt, die diese negative Etikettierung übernommen hat, in einer Art und Weise behandelt, dass sie den vorgegebenen Status, den ihnen die Gesellschaft auferlegt hat, akzeptieren müssen.

Dabei kann nicht genug hervorgehoben werden, dass es sich bei einem Kind oder einem Erwachsenen mit Down-Syndrom nicht vorwiegend um einen Patienten handelt, sondern sie in erster Linie vollwertige Mitglieder der Familie und der Gesellschaft sind, die ebenso Liebe, Zuwendung und Geborgenheit brauchen – und geben.

Legt man diese Anschauung ärztlichen Handlungsweisen zugrunde, so wird deutlich, dass auch Menschen mit Down-Syndrom –

abgesehen von einigen angeborenen Fehlbildungen – nicht von vornherein „krank“ geboren werden, sondern dass sie sich ebenso in ihrem Lebenslauf in einem permanenten Prozess der Entwicklung und Veränderung befinden. Im Laufe ihres Lebens werden auch sie als Individuen mit immer neuen Entwicklungsimpulsen konfrontiert, die zu Konflikten und leidvollen Erfahrungen mit unterschiedlichen Reaktionen (= Krankheit) führen können.

Vor dem Hintergrund dieser Erkenntnisse muss die Entstehung von Krankheit in einem anderen Licht gesehen werden: sie erscheint als Teil des menschlichen Individuationsprozesses, der darauf ausgerichtet ist, uns zu dem zu machen, was wir potentiell sind (53).

Damit wird „Krankheit“, im homöopathischen Sinne, auch bei Menschen mit Down-Syndrom „beeinflussbar“ und in mancherlei Hinsicht sogar „heilbar“.

Dass sich diese, aus der Erfahrung vielfach bestätigte, Annahme bereits in der bisherigen Literatur über eine homöopathische Behandlung von Menschen mit Down-Syndrom widerspiegelt, wird zumindest nicht immer deutlich.

Zitate aus der Homöopathischen Literatur zum Thema:

Vassilis Ghegas (12)

„Frage eines Kursteilnehmers: Wie kann man mongoloiden Kindern mit homöopathischen Medikamenten helfen?

Antwort V. Ghegas: Das ist nicht möglich. Mongoloid zu sein bedeutet, dass die geistige Ebene sehr weit von der anderen Ebene entfernt ist. Wir können Mongoloiden nur helfen, indem wir sie vor Entzündungen bewahren. Mongoloide Kinder sterben hauptsächlich an Entzündungen. Fast jede Woche erkälten sie sich. Ein Pluspunkt ist, dass die geistige Ebene nicht leidet, wie bei Schizophrenen. Können Sie mir folgen? Die Probleme konzentrieren sich auf die körperliche Ebene, und dort können wir helfen, indem wir sie vor einer Entzündung bewahren. Die meisten von ihnen haben jedes Jahr eine Pneumonie. Sie leiden an Bronchitis, Rhinitis, usw. Wenn Sie die richtigen Mittel verwenden, können Sie ihnen bei den Entzündungen helfen“.

Alfons Geukens (11)

„Die meisten der Kinder mit Down-Syndrom sind *Bufo*-Kinder und auch bei dieser Schädigung gibt es verschiedene Ausprägungen und damit sind auch die Möglichkeiten, etwas zu ändern, verschieden. Heilen werden wir diese Kinder nie, ich meine, dass wir sie zu einem normalen Kind machen, aber wir können zum Beispiel das Ekzem behandeln und sie charakterlich soweit ändern, dass sie nun Kontakt zur Außenwelt aufnehmen können oder nicht mehr solche Wutanfälle bekommen, usw. ..."

D.M. Foubister (10)

„Mongoloide kann man nicht grundsätzlich ändern, aber, abgesehen von einer Minderheit, die vermutlich eine einfache Gehirnstruktur haben, kann eine konstitutionelle Behandlung Mongoloide befähigen, eine Erziehung anzunehmen. Fast alle Mongoloiden profitieren definitiv körperlich und geistig durch konstitutionelle homöopathische Behandlung und das ist das höchste, was man erreichen kann.

Medorrhinum ist nahezu spezifisch, *Carcinosinum, Sepia, Barium carbonicum* und andere Heilmittel können jedoch notwendig werden".

Matthias Dorcsi (8)

Calcium carbonicum als häufiges Mittel bei Neugeborenen mit Down-Syndrom („bewährte Indikation").

Jan Scholten (35)

Neon als häufiges Mittel bei Patienten mit Down-Syndrom. Als Essenz des Arzneimittelbildes *Neon* wird hier hervorgehoben, dass diese Patienten keine Kontakte suchen und somit einem autistischen Krankheitsbild nahe kommen.

Mohinder Singh Jus (22)

„Aus meiner Erfahrung konnte ich in 80% der Fälle Erfolg nach der ersten Gabe *Medorrhinum* verzeichnen".

Die wenigen in der Literatur erwähnten Erfahrungen einer homöopathischen Behandlung bei Menschen mit Down-Syndrom beschränken sich unter anderem auf die anscheinend zentrale Bedeutung einiger weniger Arzneimittel, die von den Autoren in ihrer Praxis häufig verordnet worden sind. Dies lässt sich nicht nur vor dem Hintergrund des homöopathischen Prinzips einer individuellen Behandlung trotz gleicher (schulmedizinischer) Diagnose nicht nachvollziehen, sondern widerspricht auch der alltäglichen eigenen Erfahrung mit vielen Kindern mit Down-Syndrom.

Obwohl diese Erfahrungen einzelner Autoren als „Einstieg" bzw. „Idee" zur Behandlung von Kindern mit Down-Syndrom diskutiert werden können, liegt es dennoch nahe, diese anscheinend oft stereotyp verordneten Mittel dem Vorurteil über eine fehlende soziale, physische, emotionale und geistige Identität dieser Menschen zuzuschreiben.

Auf den folgenden Seiten sind einige Fallbeispiele von Kindern mit Down-Syndrom dargestellt, die zeigen sollen, wie die Lebensqualität auch dieser Personengruppe durch eine Behandlung nach den Prinzipien der klassischen Homöopathie wesentlich verbessert werden kann und Erkrankungen mit körperlichen, emotionalen und sogar die geistige Ebene tangierenden Symptomen geheilt bzw. in ihrer Ausprägung und Intensität gemindert werden können.

Da ich aus zeitlichen Gründen nur eine Termin-Praxis unterhalten konnte und kann, handelt es sich bei den Fallbeispielen fast ausschließlich um subakute bzw. chronische Probleme. Dies bedeutet jedoch nicht, dass nicht auch akute Beschwerden schnell, sanft und dauerhaft homöopathisch behandelt werden können.

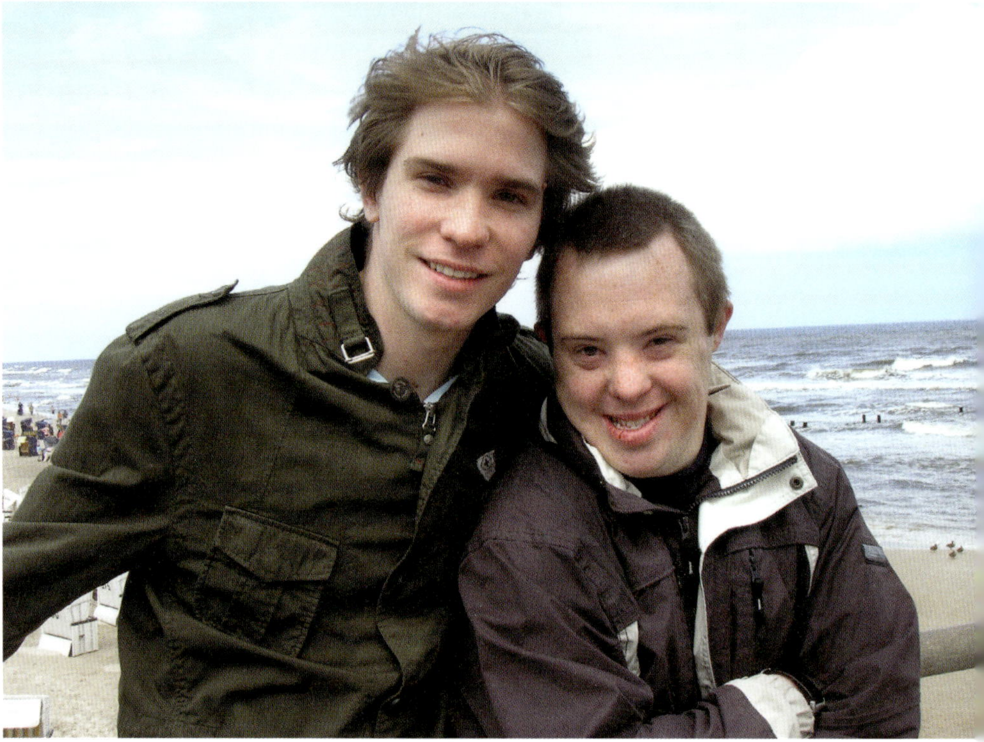

TEIL III

HOMÖOPATHISCHE PRAXIS

Fallbeispiele von Patienten mit Down-Syndrom
Vermehrte Häufigkeit von Infektionen

Fälle 1-5

Klinische Beobachtungen haben schon seit vielen Jahren vermuten lassen, dass bei Patienten mit Down-Syndrom eine Art „immunologischer Schwäche“ vorzuliegen scheint, wobei vor allem eine vermehrte Häufigkeit von Infektionen der oberen Atemwege (Pharyngitis, Otitis, Rhinitis, Konjunktivitis, Bronchitis, Pneumonie) zu beobachten ist. Dahingegen liegen keine Angaben vor, die auf eine erhöhte Infektanfälligkeit in anderen Organsystemen hinweisen.

Deswegen beziehen sich die in diesem Abschnitt dargestellten Fallbeispiele vorwiegend auf rezidivierende Infektionen der oberen Atemwege.

Fall 1: M.K., ein knapp 5-jähriges Mädchen, klagte über rezidivierende obstruktive Bronchitiden seit ca. fünfzehn Monaten. Wegen hyperplastischer Tonsillen und Paukenergüssen war, drei Monate vorher, eine Tonsillektomie mit Adenotomie erfolgt. Diese operativen Eingriffe hatten jedoch die Häufigkeit und Intensität der Bronchitiden nicht vermindert.

Nach einem Infekt, der mit Schnupfen mit gelblich-grünlichem Sekret begann, schloss sich immer eine Bronchitis an. Bei zunehmender Atemnot begannen die Hände von M. zu zittern, und sie wirkte ängstlich und rastlos.

Modalitäten:

- schlimmer nachts, insbesondere kurz nach Mitternacht
- schlechter im Liegen (sie saß dann zur Erleichterung aufrecht im Bett)
- schlechter an der Seeluft

Weitere Symptome:

- Angst vor Dunkelheit, Insekten
- stottert intermittierend
- Lichtempfindlichkeit

Anamnestischer Hinweis:

- Fremdkörperaspiration (Bonbon) ca. vier Monate vor Beginn der obstruktiven Bronchitiden. Bei Leblosigkeit und drohender Erstickung, Reanimation durch die Mutter (Heimlich-Handgriff) mit anschließender Paniksituation.

Zur Arzneimittelfindung wurden folgende Rubriken gewählt:

- Angst vor dem Tod (Zustand nach Reanimation)
- Angst vor Dunkelheit
- Verschlechterung am Meer
- Ängstlichkeit
- Ruhelosigkeit

- Verschlechterung nach Mitternacht (1 –2 Uhr)
- Verschlechterung im Liegen

Es wurde *Arsenicum album* C 200 gegeben.

In der ersten Nacht traten Durchfall und Husten auf, in den nächsten Tagen verschlimmerte sich das Stottern. Nach dieser, als Erstverschlimmerung gedeuteten Reaktion, war die Obstruktion nach wenigen Tagen verschwunden. M. brauchte anlässlich eines Rückfalls der Symptomatik nur eine Wiederholung der C 200 und war dann über ein Jahr lang beschwerdefrei.

Fall 2: M.M. war ein 6½-jähriger Junge mit immer wieder auftretenden Infekten der oberen Atemwege (Rhinitis, Bronchitis) und rezidivierenden Konjunktivitiden.

Bei der Anamnese ließen sich nur wenige verwertbare Symptome erheben:

- Angst vor lauten Geräuschen
- Angst vor Spritzen
- ordnungsliebend, pingelig
- stur

Als Ergebnis der Repertorisierung ergab sich *Silicea,* das als C 30-Globuli verabreicht wurde.

Nach heftiger Reaktion mit vermehrtem Sekretfluss aus Nase, Augen und Luftröhre über fast zwei Wochen war M. beschwerdefrei, und im Verlauf von anderthalb Jahren wurde nur noch zweimal eine erneute Gabe von *Silicea* benötigt.

Fall 3: J.H., ein dreieinhalb Jahre alter Junge, kam wegen lang andauerndem Husten mit rasselnder Atmung, wobei offensichtlich war, dass er bei einer vermehrten Schleimproduktion den Schleim nicht abhusten konnte. J. brauchte eine kontinuierliche Sauerstoffzufuhr, da seine Sauerstoffsättigungswerte bei Raumluft konstant unter 80% lagen.

Dabei Verschlimmerung nachts und Besserung im Sitzen. Darauf aufgepfropft litt er unter rezidivierenden Bronchitiden bzw. Pneumonien, die eine häufige Antibiotika-Verordnung zur Folge hatten.

Anamnestisch war noch eine Tracheomalazie und sein Zustand nach der Operation eines offenen Ductus arteriosus Botalli erwähnenswert.

Weitere Symptome:

- rötliches Haar
- guter Appetit
- Abneigung gegen Milch
- Verstopfung (nur aller fünf bis sechs Tage eine spontane Stuhlentleerung, von aber eher weicher Konsistenz)
- Ängste: vor Hunden; Treppe Hinuntergehen
- bewegungsfreudig, sehr an der Umwelt interessiert, erforscht emsig seine Umwelt, offen und kontaktfreudig, schmust gerne, kann sich gut alleine beschäftigen

Schwangerschaftsanamnese:

- vorzeitige Wehen in der ca. 30. Schwangerschaftswoche, deswegen Wehenhemmung mit Fenoterol.

Verwendete Rubriken:

- Angst vor Hunden
- Abneigung gegen Milch
- Verschlimmerung Treppen Hinuntergehen
- schwierige Stuhlentleerung eines weichen Stuhls
- rötliches Haar

Aufgrund des Persönlichkeitsbildes eines lebhaften, umgänglichen und wissbegierigen Jungen und der Medikamenteneinnahme in der Schwangerschaft wurde *Sulfur* C 200 verordnet.

Im Verlauf der nächsten Monate nahm die Infektneigung deutlich ab. Eine nach einigen Wochen auftretende Pneumonie, mit Fieber und bakteriellen Entzündungszeichen, wurde mit einer erneuten Gabe von *Sulfur* C 200, ohne Antibiotikatherapie, gut überstanden. Nach drei Monaten konnte die Sauerstofftherapie beendet werden. Anlässlich erneut auftretender Infekte der oberen Atemwege war noch wiederholt *Sulfur* C 200 notwendig, die Abstände zwischen den Gaben wurden jedoch größer. Zwischen den akuten Infektionen war keine rasselnde Atmung mehr auskultierbar. Auch der Stuhlgang verlief zweieinhalb Monate nach der ersten Gabe spontan und ohne Beschwerden.

Fall 4: B.F., ein 4½-jähriger Junge, mit der akuten Symptomatik einer Pneumonie (CRP 20,9 mg%, 26.000 Leukozyten/mm^3).

Anamnestische Angaben : Rezidivierende Infektionen der oberen Atemwege (wobei immer schlechter im Liegen, besser im Sitzen mit überstrecktem Kopf; auch während der jetzigen akuten Pneumonie zeigte er diese Symptomatik).

Viel Schleim, schlechter frühmorgens. Schwitzen, schlechter beim Einschlafen (Kopf, Körper). Angst vor Höhe. Pingelig. Riss in der Oberlippe. Frostiges Temperaturempfinden.

Repertorisierung: mit dem auffallenden Symptom Atmung, Atemnot, Beugen des Kopfes nach hinten, wurde das Arzneimittel *Hepar sulfuris* ermittelt, das als C 200 gegeben wurde.

Eineinhalb Stunden nach der Gabe heftige Bauchschmerzen. Am nächsten Tag kein Fieber mehr, subjektiv gut drauf. Am dritten Tag nach *Hepar sulfuris* betrug das CRP 3,9 mg%, 11 900 Leukozyten/mm^3. Entlassung in gutem Allgemeinzustand. Lungenauskultation ohne Befund. Während des stationären Aufenthaltes war keine zusätzliche antibiotische Behandlung erforderlich.

Fall 5: R.R., 12 Jahre alter Junge, der über grünlich-stinkende Absonderungen aus dem linken Ohr klagte. Neben der Diagnose einer Otitis externa wurden darüber hinaus der Verdacht auf einen Polypen im äußeren Gehörgang mit Pilzinfektion sowie in einer Universitäts-HNO-Klinik der Verdacht auf ein Cholesteatom gestellt. Nach der

Empfehlung für eine Operation wollten die Eltern aber erst einen homöopathischen Behandlungsversuch unternehmen.

Weitere Symptome:

- Paukenergüsse beiderseits
- Unterfunktion der Schilddrüse (wurde mit L-Thyroxin behandelt)
- nasale, undeutliche Sprache
- Faulecken beiderseits
- Adipositas
- Abneigung gegen warme Getränke
- frühzeitiger Kariesbefall
- Gesten mit den Händen (fasst sich ins Gesicht, Drehbewegungen)
- mitfühlend
- schmust noch gerne

Vor dem Hintergrund der klinischen Diagnose einer Otitis externa wurde nach der Repertorisierung *Graphites* C 200 gegeben.

Nach vier Wochen hatten die Absonderungen aus dem linken Ohr sistiert, er sprach deutlicher, wirkte selbstbewusster und auch das Hantieren mit den Händen konnte nicht mehr beobachtet werden. Keine Faulecken mehr. Anlässlich HNO-ärztlicher Untersuchungen zeigten sich weder Hinweise auf einen Polypen noch auf ein Cholesteatom.

Im Verlauf der nächsten neun Monate kam es mehrmals zu einem Rückfall der Absonderungen, die immer prompt auf *Graphites* C 200, zuletzt auch C 1000 reagierten. Subjektiv war R. immer gut drauf, er klagte über keine Beschwerden, die Eltern waren mit seiner fortschreitenden Entwicklung sehr zufrieden (Selbstbewusstsein, Sprache, Sozialverhalten).

Die Eltern wurden angewiesen, bei erneutem Auftreten der Absonderungen *Graphites* C 1000 zu geben; Rücksprache bei zu häufigen Rückfällen bzw. bei neuen Symptomen.

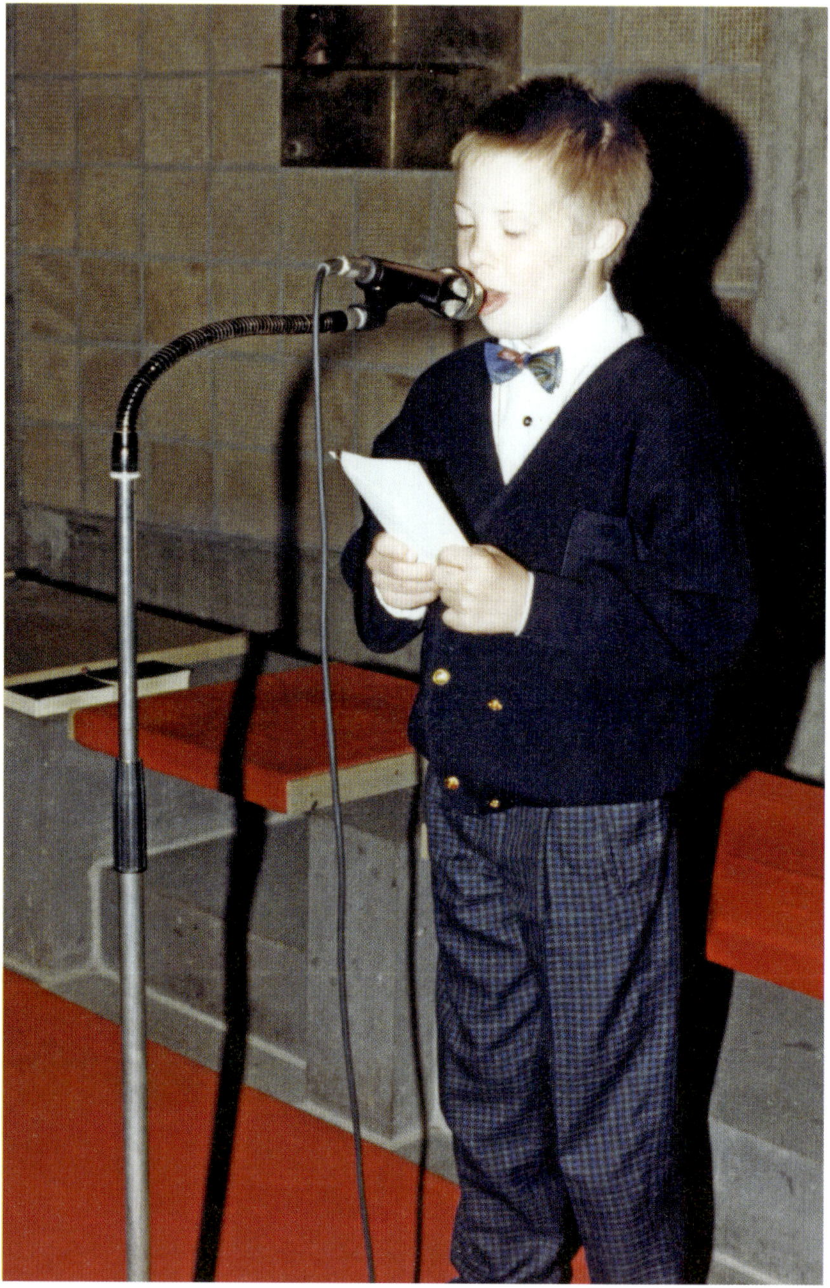

Obstipation (Verstopfung)

Fälle 6-8

Anamnestische Erhebungen bei Kindern mit Down-Syndrom ergeben oft das Symptom „Verstopfung". Beschwerden über seltene Stuhlentleerungen von oftmals harter Konsistenz gehören häufig zum Alltag dieser Personengruppe. Neben anderen Symptomen ist auch die Obstipation meist als eine Komplikation der genetischen Grundstörung abgetan worden, die vorwiegend als durch die generalisierte Muskelhypotonie verursacht angesehen wurde.

Es ist leider noch zu wenig bekannt, dass neben den ohne Zweifel vielfach anzutreffenden funktionellen auch organische Ursachen einer Obstipation in Betracht zu ziehen sind, die obendrein noch häufiger als in der Gesamtbevölkerung angetroffen werden.

Als organische Ursachen sind hier vor allem die mit dem Oberbegriff Dysganglionose umschriebenen Formen angeborener Innervationsstörungen des Enddarmes zu erwähnen, von denen neben

- der klassischen Hirschsprung´schen Erkrankung mit einer mehr oder weniger ausgedehnten Aganglionose des Kolons (aganglionäres Megakolon),
- die Hypoganglionose und
- die neuronale intestinale Dysplasie hervorgehoben werden müssen (40).

Gerade bei einer chronischen Obstipation eines Kindes mit Down-Syndrom empfiehlt sich daher eine eingehende kinderchirurgische Abklärung, zum Ausschluss dieser angeborenen Störungen, bevor eine homöopathische Behandlung begonnen wird.

Vor allem in Hinblick auf prognostische Aspekte ist die Wirkung homöopathischer Heilmittel bei angeborenem Fehlen von Ganglienzellen (Aganglionose), im Vergleich zu einer mehr funktionellen Störung, auf Dauer kaum zu erwarten:

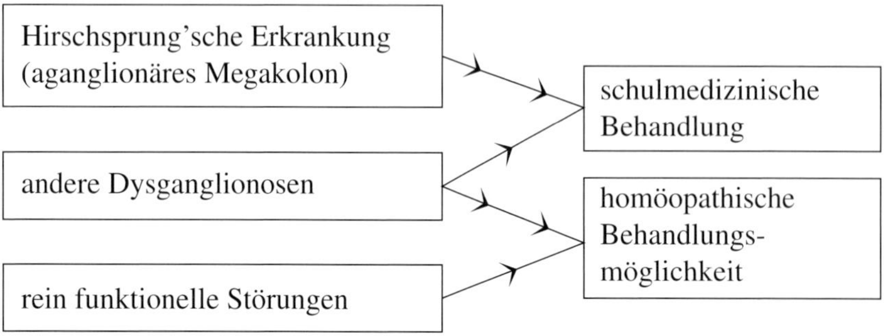

Fall 6: J.A., ein Jahr und sieben Monate alter männlicher Säugling, wird wegen hartnäckiger Stuhlentleerungsstörungen vorgestellt, die nach dem Abstillen, etwa drei Monate vorher, begonnen hatten.

J. entleert zwar jeden Tag regelmäßig einen Stuhl, jedoch schreit er heftig vor jedem Stuhlgang beim Drücken, so dass die rektale Schleimhaut häufig prolabiert und manchmal auch Blutauflagerungen zu erkennen sind. Nach dem Stuhlgang geht es ihm dann wieder besser, und er ist erleichtert. Wegen eines bei der Untersuchung nachgewiesenen erhöhten Analsphinktertonus war schon vor der jetzigen Vorstellung in einer kinderchirurgischen Universitätsklinik eine Hirschsprung´sche Erkrankung ausgeschlossen worden. Diätetische und medikamentöse Maßnahmen hatten aber keine Besserung bringen können.

Außerdem litt J. noch an rezidivierenden Bronchitiden mit zum Teil obstruktiver Komponente sowie rezidivierenden eitrigen Konjunktividen, rechts mehr als links.

Bei der Befragung der Eltern ließen sich neben der lokalen Symptomatik der Stuhlentleerung noch folgende wenige Auffälligkeiten feststellen:

- vermehrte Schwitzneigung im Nacken, auch im Schlaf
- Angst vor dunklen Räumen
- übermäßiges, für das Alter stark ausgeprägtes Fremdeln

Bei der körperlichen Untersuchung war auch diesmal ein erhöhter Analsphinktertonus nachweisbar. Die Eltern charakterisierten ihren Jungen als lieb und umgänglich, pflegeleicht und an seiner Umwelt interessiert.

Für die Arzneimittelfindung verwendete Rubriken des Repertoriums:

- Tenesmus während des Stuhlgangs
- Rektumprolaps während des Stuhlgangs
- Angst vor Dunkelheit
- Angst vor Fremden

Zusammen mit dem in der Materia Medica von Phatak (31) erwähnten erhöhten analen Sphinktertonus führte die Repertorisierung auf das Mittel *Lycopodium*, das in einer einmaligen Gabe von drei Globuli C 200 verabreicht wurde.

Nach ca. vier Wochen teilten die Eltern telefonisch mit, dass sich die Stuhlsymptomatik schon in der zweiten Woche gebessert hatte, jetzt nach Ablauf von vier Wochen wäre J. vollkommen unauffällig. Auch innerhalb weiterer neun Monate traten keine Beschwerden auf, zusätzlich war erst in dieser Zeit eine Erkältung aufgetreten, die J. nach drei Tagen gut überstanden hatte.

Fall 7: K.K., ein Mädchen mit Down-Syndrom, wurde von ihren Eltern im Alter von sieben Jahren vorgestellt. Sie klagte über eine schon seit der Geburt auftretende hartnäckige Verstopfung, spontan waren keine Stuhlentleerungen möglich. Diätetische und medikamentöse Maßnahmen (einschließlich homöopathischer Mittel) zeigten nur vorübergehend Besserung. Anlässlich einer eingehenden weiterführenden Diagnostik war im Alter von sieben Monaten eine Hirschsprung´sche Erkrankung ausgeschlossen worden. Die Stuhlentleerungen waren nur unter Schmerzen möglich, wobei der Stuhl aber eher weich war.

Weitere Symptome:

- Nahrungsmittelverlangen: süß, herzhaft, pikant, salzig
- Nahrungsmittelabneigung: Oliven, Camembert-Käse
- Durst: wenig, auch bei Fieber
- verzögerte Entwicklung: mit sieben Jahren noch nächtliches Einnässen
- Schlaf: kommt jede Nacht ins elterliche Bett
- Ängste: Perücken, Wasser
- lebhaft, kontaktfreudig, selbstbewusst, Eifersucht nach der Geburt eines Geschwisterkindes; weint schnell, unter anderem, wenn andere Kinder ausgeschimpft werden und beim Hören von Orgelmusik;
- liebt Rituale

Repertorisierung:

- Tenesmus während des Stuhlgangs
- Nahrungsmittelverlangen: salzig
- nächtliches Einnässen
- Angst, in der Nacht alleine zu sein
- Weinen aus Mitgefühl mit anderen
- liebt Rituale

Arzneimittel: *Causticum* C 200

Schon am nächsten Tag hatte K. spontanen Stuhlgang. Im Verlauf der kommenden Monate musste die Medikation mit *Causticum* noch fünfmal, bei einem Rückfall der Symptomatik, wiederholt werden, doch war K. für ca. ein Jahr beschwerdefrei und hatte keine Stuhlentleerungsstörung mehr. Hiernach half jedoch *Causticum*, auch nach Wechsel der Potenzierungen, nicht mehr.

Mit zunächst nur telefonischer Kommunikation wurde versucht, den Fall neu aufzurollen, als Resultat wurden *Sulfur* und anschließend *Sepia* gegeben, mit nur jeweils kurzzeitigem Erfolg.

Da sich die klinische Situation wieder erheblich verschlechtert hatte - ohne Einläufe konnte kein Stuhl entleert werden - erfolgte eine nochmalige eingehende kinderchirurgische Abklärung. Hierbei konnte zwar eine Hirschsprung´sche Erkrankung erneut ausgeschlossen werden, als Befund einer rektalen Schleimhautbiopsie ergab sich jedoch eine Hypoganglionose, eine der Hirschsprung´schen Erkrankung verwandte Diagnose (Oberbegriff für beide: Dysganglionose), die aber anlässlich der ersten Untersuchung mit sieben Monaten wahrscheinlich aus fehlender Erfahrung noch nicht diagnostiziert werden konnte. Bei fehlender Besserung, unter diätetisch-medikamentösen Maßnahmen, wurde den Eltern, als Lösung des Problems, eine Hemikolektomie mit Anlegen eines Anus praeter (chirurgische Entfernung eines Teils des Dickdarms mit Anlegen eines künstlichen Darmausgangs) vorgeschlagen. Hierzu konnten sich die Eltern verständlicherweise noch nicht entschließen, so dass die Fortführung der homöopathischen Behandlung beschlossen wurde.

Nach erneuter Anamnese in Gegenwart des Mädchens ergaben sich folgende Erkenntnisse, die zum Teil schon früher angegebene, aber damals nicht in den Vordergrund gestellte Symptome herausstellten:

- Verbesserung der Stuhlentleerung im Hallenbad (das heißt, die Eltern gingen mit K. regelmäßig einmal pro Woche zur Stuhlentleerung ins Hallenbad)
- Verschlechterung des Stuhlgangs bei Ortswechsel
- braucht mit acht Jahren noch einen Schnuller
- Verhaltensänderung im Vergleich zur früheren Anamnese: „Engel in der Schule, Bengel zu Hause“
- Stimmungsverschlechterung (= Weinen) bei ernster, tragischer Musik, vor allem Orgelmusik

Hiernach wurden folgende Rubriken im Repertorium benutzt:

- Verbesserung am Meer (= Äquivalent zur auch chlorhaltigen „Atmosphäre“ im Hallenbad)
- schwierige Stuhlentleerung fern von zu Hause

- steckt Finger in den Mund („Finger“ = Äquivalent für „Schnuller“)
- Verschlechterung durch Orgelmusik
- diktatorisch

Als Ergebnis der Repertorisierung wurde das Mittel *Lycopodium* (Komplementärmittel zu *Causticum*) ermittelt.

Hiernach kam es wieder zu einer sprunghaften Verbesserung der Stuhlentleerung, die - im Verlauf des folgenden Jahres mit einer nur einmaligen Wiederholung des Mittels – anhielt. K. hatte regelmäßigen spontanen Stuhlgang, ohne irgendwelche Beschwerden, so dass ihr eine Hemikolektomie erspart blieb.

Es soll noch einmal betont werden, dass es sich bei der zugrunde liegenden klinischen Diagnose der Hypoganglionose um eine organisch bedingte, wahrscheinlich angeborene Erkrankung handelt, die trotzdem einer homöopathischen Behandlung zugänglich ist.

Fall 8: Dieser Junge, H.J., wurde im Alter von eineinhalb Jahren wegen chronischer Verstopfung vorgestellt, die seit den ersten Lebenswochen bestand. Nach der Geburt war er, aufgrund eines Amnioninfektionssyndroms mit Mekoniumaspiration, in einer Kinderklinik stationär behandelt worden. Dort war beim Fiebermessen das Glasthermometer im Enddarm des Kindes abgebrochen und hatte zu anschließenden blutigen Stühlen mit heftigen Schreiattacken geführt. Hiernach waren keine spontanen Stuhlentleerungen mehr möglich gewesen. Seitdem schrie H. bei jedem Stuhlentleerungsversuch, der Stuhl war teilweise herausgeschlüpft, dann aber wieder zurück geglitten. Nach weiteren Anlaufversuchen hatte sich dann ein Stuhl von zunächst harter, später aber weicher Konsistenz entleert. Sowohl diätetisch-medikamentöse Maßnahmen als auch manipulative Dehnungsversuche hatten über Monate keine Abhilfe schaffen können.

Untersuchungsbefund sowie die weitere Anamnese ließen keine auffälligen oder besonderen Symptome erkennen, so dass folgende Rubriken im Repertorium benutzt wurden:

- Tenesmus während der Stuhlentleerung
- schwierige Stuhlentleerung bei weichem Stuhl

- schwierige Stuhlentleerung, Stuhl schlüpft zurück
- Verstopfung nach nervöser Anspannung bzw. psychischer Schocksituation

Während in den ersten beiden Rubriken relativ viele Mittel standen und deswegen nicht weiterhalfen, war die letzte Rubrik mit nur einem Mittel aufgeführt, das allerdings in der dritten nicht enthalten war.

Bei der Hierarchisierung wurde – entsprechend der der Verstopfung vorangehenden schmerzhaften „psychischen Schocksituation" – dem auslösenden Ereignis vorrangige Bedeutung beigemessen und deswegen *Magnesium carbonicum* C 30 verabreicht.

Nach drei Wochen war H. beschwerdefrei und hatte seitdem keine Schwierigkeiten mehr bei der Stuhlentleerung.

Haarverlust (Alopecia)

Fälle 9-10

Die Alopecia areata (fleckförmiger Haarausfall) ist eine relativ häufige Erkrankung, die nicht nur die Kopfhaare, sondern alle Haare des Körpers (unter anderem Bart, Augenbrauen, Schambehaarung) betreffen kann. Bei Patienten mit Down-Syndrom tritt sie mit einer deutlich vermehrten Häufigkeit auf (1% in der Gesamtbevölkerung, 2,6 bis 8% bei Patienten mit Down-Syndrom).

Die Ursache ist unklar, doch können oftmals systemische Komplikationen als Auslöser gefunden werden. Insbesondere werden Autoimmunphänomene, Schilddrüsen-Dysfunktionen, Zink-Mangel, Vitamin-A-Mangel sowie eine Zöliakie, bei Patienten mit Down-Syndrom, ursächlich mit einer Alopecia areata in Verbindung gebracht.

In einer Studie mit 731 Patienten der Vorsorgeambulanz für Kinder mit Down-Syndrom am St. Vincenz Krankenhaus in Paderborn fanden wir 19 Patienten (2,6%) mit einer Alopecia. Ursächliche Faktoren konnten in vier Fällen gefunden werden (Folge der chemotherapeutischen Behandlung bei einer lymphoblastischen Leukämie und drei Fälle als Komplikation einer Zöliakie). In 15 Fällen gab es keine Hinweise auf eine ursächliche Erkrankung. Bei 12 dieser 15 Patienten war eine alleinige homöopathische Behandlung erfolgreich! (43).

Fall 9: M.J. wurde im Alter von 15 Jahren wegen einer Alopecia diffusa, das heißt einem fast vollständigen Haarverlust auf dem Kopf, vorgestellt. Dieser Haarausfall war schon nach dem ersten Lebensjahr aufgetreten. Er hatte zunächst langsam, als fleckförmiger Haarverlust (Alopecia areata) begonnen, wobei sich eine Verschlechterung im Winter und eine Verbesserung im Sommer zeigte. Später breitete sich der Haarverlust dann zur Alopecia diffusa aus. Eine auslösende Situation, zu Beginn der Symptomatik, war den Eltern nicht bewusst.

Weitere Symptome:

- Verlangen nach herzhaften, salzigen, ebenso wie nach süßen Nahrungsmitteln
- viel Durst
- Angst vor Tieren
- Angst vor Gewitter
- braucht Gesellschaft, kann schlecht alleine sein

M. war ein kontaktfreudiger und mitfühlender junger Mann, mit einem ruhigen und ausgeglichenen Temperament.

Aus diesen Symptomen ließ sich, bei der Repertorisierung, *Phosphorus* als Arzneimittel ermitteln.

Ca. 10 Wochen nach *Phosphorus* C 1000 begann sich etwas „Flaum" auf der Kopfhaut zu bilden. Nach noch zweimaliger Wiederholung des Mittels, innerhalb der folgenden anderthalb Jahre, wuchsen die Haare wieder zunehmend, sogar büschelweise (Abb. 3 und 4). Ca. fünf Jahre später hatte er wieder ein annähernd normales Haarwachstum.

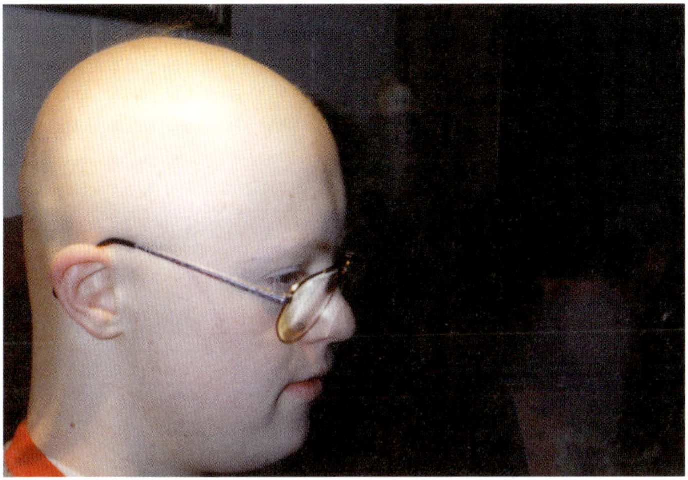

Abb. 3 : Vor der homöopathischen Behandlung

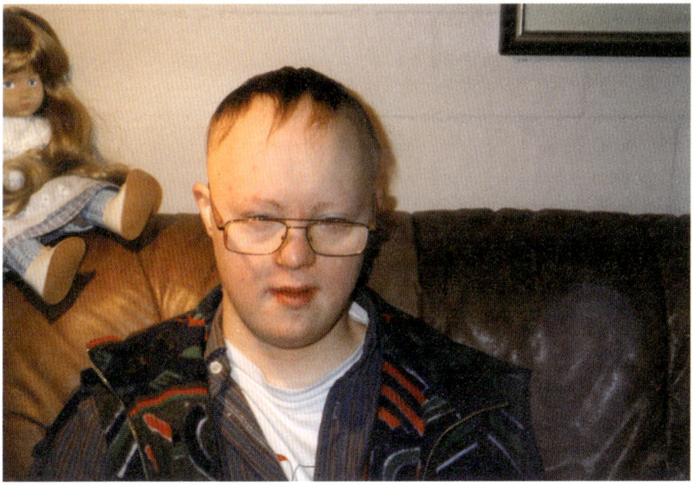

Abb. 4 : Nach der homöopathischen Behandlung

Fall 10: L.L. war ein achteinhalb Jahre altes Mädchen, bei dem im Alter von acht Jahren eine Alopecia areata auftrat. Ein Zink- und Vitamin A-Mangel sowie eine Unterfunktion der Schilddrüse konnten als ursächliche Faktoren ausgeschlossen werden.

Als weitere Symptome wurden ermittelt:

- Verlangen nach Fett und süßen Nahrungsmitteln
- Abneigung gegen Milch
- Adipositas
- Verstopfung
- frostiges Temperaturverhalten
- nächtliche Angstzustände
- Angst vor Grausamkeiten bzw. schrecklichen Geschehnissen
- empfindlich auf Lärm
- phlegmatisches Temperament

Als hieraus repertorisiertes Arzneimittel ergab sich *Calcium carbonicum*, das als C 200-Globuli verabreicht wurde.

Schon nach drei Monaten war die Alopecia kaum noch erkennbar. Im Verlauf von weiteren anderthalb Jahren wurde, bei einem leichten Rückfall des Haarausfalls, noch zweimal *Calcium carbonicum* C 1000 wiederholt, wobei nach dieser Zeit wieder ein normales Wachstum der Kopfhaare beobachtet wurde und kein Rückfall mehr auftrat.

Gastrointestinale Probleme

Fälle 11-16

Fall 11: Gastroösophagealer Reflux

R.K. wurde im Alter von zwei Jahren vorgestellt. Er war drei Monate voll gestillt worden. Seit Beginn der Zufütterung hatte er gierig getrunken bzw. gegessen, dabei aber plötzlich aufgeschrien. Nach einem „Bäuerchen" trat eine Besserung ein. Ca. 5 bis 15 Minuten nach der

Nahrungsaufnahme erbrach er dann fast jede Mahlzeit. Das Erbrochene sah unverdaut aus und roch häufig wie Stuhl. Während der Schreiattacken beim Essen krümmte er sich nach hinten.

Mehrere, zum Teil länger dauernde Klinikaufenthalte, unter anderem in einer Universitäts-Kinderklinik, führten zur Diagnose eines signifikanten gastroösophagealen Refluxes, der anfangs medikamentös mit Cisaprid, einem Mittel zur Beschleunigung der Peristaltik, behandelt wurde. Nach einer kurzzeitigen Besserung der Symptomatik traten sowohl die Schreiattacken als auch das Erbrechen bei fast jeder Mahlzeit wieder auf.

Mit zwei Jahren wog R. nur 8960 g.

Weitere Symptome:

- Heißhunger, aber ohne Gewichtszunahme
- Verlangen nach herzhaften und süßen Nahrungsmitteln
- Abneigung gegen saure Heringe
- Verstopfung
- Angst vor Stofftieren, lauten Geräuschen
- rezidivierende Soorinfektionen in der Mundschleimhaut
- problematische Zahnung
- kann Zanken nicht vertragen, braucht Harmonie in der Familie
- weint schnell, sensibel
- stur

Bei der Repertorisierung wurden folgende Symptome berücksichtigt:

- Magen, Schmerzen, Besserung durch Überstrecken nach hinten
- Magen, Erbrechen, unmittelbar nach dem Trinken
- krampfartige Schmerzen nach dem Trinken

Daraufhin wurde *Bismuthum subnitricum* C 200 verabreicht, das jedoch in den folgenden Wochen keine Wirkung zeigte.

Nach erneuter Analyse der Symptome, wurden mehr konstitutionelle Symptome in den Vordergrund gestellt:

- Heißhunger mit Abmagerung
- Verstopfung
- Angst vor lauten Geräuschen
- problematische Zahnung
- Sturheit

Unter Berücksichtigung der Erfahrung häufiger Anwendung bei Soorinfektionen erhielt H. jetzt *Calcium carbonicum* C 200.

In den folgenden Monaten trat eine langsame, aber deutliche Besserung auf. Er schrie kaum noch während der Mahlzeit, erbrach seltener, und die Soorinfektionen traten nicht mehr auf. Nach drei Monaten, in denen *Calcium carbonicum* noch zweimal wiederholt wurde, war die Situation weitgehend stabilisiert, so dass zugleich eine Gewichtszunahme beobachtet werden konnte, die sich auch in den nächsten Monaten ohne weiteres Erbrechen fortsetzte. Die Eltern nahmen außerdem einen deutlichen Entwicklungsschub wahr.

Fall 12: Essstörungen und Trinkprobleme

F.R. war ein zwei Monate alter Säugling, der nicht an der Brust trinken wollte, jedoch zufriedenstellend abgepumpte Muttermilch aus der Flasche trank. Außer einem angeborenen Herzfehler (hämodynamisch nicht wirksamer Vorhofseptumdefekt) hatte er keine gesundheitlichen Probleme. Da es wünschenswert schien, F. an der Brust trinken zu lassen (unter anderem als ausgezeichnetes mundmotorisches Training bei Kindern mit Down-Syndrom), sollte mit einem homöopathischen Arzneimittel versucht werden, „ihn dahin zu bewegen".

Er war ein „wohlgenährter" Säugling, mit ausgeprägt hypotonem Muskeltonus und einer großen vorderen Fontanelle, der in der Einschlafphase stark am Kopf schwitzte. Der Habitus war typisch für *Calcium carbonicum*. Für die Arzneimittelfindung wurde unter anderem die Rubrik

- Brust, Milch, Kind verweigert Muttermilch

verwendet. Es wurde *Calcium carbonicum* C 200 gegeben.

Schon nach einer Woche trank F. wieder an der Brust, so dass die Muttermilch nicht mehr abgepumpt werden musste.

Nach dieser Medikation konnte er bei gutem Gedeihen noch weitere vier Monate voll gestillt werden.

Fall 13: J.B., ein zwei Monate alter weiblicher Säugling, wurde wegen Trinkproblemen vorgestellt. Sie äußerten sich darin, dass sie hastig und anfangs zügig trank, dann aber frühzeitig zu trinken aufhörte und den Rest der Nahrungsmenge, wegen der zu hastigen und unkoordinierten Trinkversuche, „nicht mehr geregelt bekäme". Wegen dieser Problematik war sie bisher teilweise über eine Magensonde ernährt worden. Außer grünlichen, dünnflüssigen Stuhlentleerungen und schon seit der Geburt auftretenden Infekten der oberen Atemwege ließen sich sonst keine auffallenden Symptome ermitteln. Aufgrund der hastigen Trinkversuche und der grünlichen Stuhlentleerungen wurde *Calcium phosphoricum* C 200 verordnet.

Schon nach drei Wochen trank J. zügig und ohne Probleme ihre gesamte Trinkmenge. Im Verlauf der nächsten Monate traten einige Infekte auf, die nach kurzer Zeit spontan überwunden wurden. In den nächsten drei Jahren musste *Calcium phosphoricum* noch zweimal wiederholt werden, Trink- und Essprobleme oder häufige Infektionen wurden nicht mehr beobachtet.

Fall 14: S.E. war drei Jahre alt, als er mit Ernährungsschwierigkeiten vorgestellt wurde. Sein Problem bestand darin, dass er bisher ausschließlich flüssige bzw. pürierte Nahrung zu sich nahm und feste Bestandteile (kleine Obst- oder Kartoffelstückchen bis hin zu Getreidekörnern) verweigerte.

In seinem bisherigen Leben war er schon dreimal an angeborenen Fehlbildungen sowie einem Leistenbruch operiert worden, das heißt, er war in dieser Zeit oft und lange im Krankenhaus und somit getrennt von den Eltern.

Bei der Repertorisierung führten seine übrigen Symptome zu keinem eindeutigen Ergebnis, so dass nur drei Rubriken zur Arzneimittelfindung herangezogen wurden:

- Abneigung gegen feste Nahrung bzw.
- Vorliebe für flüssige Nahrung
- Wunden, konstitutionelle Folgen von

Hiernach bekam er *Staphisagria* C 200, das sein Essverhalten innerhalb der nächsten vier Wochen deutlich änderte.

Langsam konnte er jetzt an festere Nahrungsbestandteile herangeführt werden, die er auch zunehmend tolerierte. Nach weiteren fünf Wochen bestand seine Ernährung aus normaler Kleinkindkost.

Ich bin überzeugt davon, dass *Staphisagria* nicht das endgültige Konstitutionsmittel von S. sein wird, sondern dass es hier nur eine äußere Schicht „abgetragen" hat und dass das spätere Mittel nach einiger Zeit durch entsprechende Symptome ermittelt werden kann. Der bisherige tägliche „Kampf" um eine altersentsprechende Ernährung war aber zumindest beendet!

Fall 15: Bei S.B., einem 16-jährigen jungen Mann, war seit sieben Jahren eine Zöliakie bekannt, die mit einer glutenfreien Diät behandelt wurde. Trotz eingehaltener Diät und zufriedenstellendem Antikörperbefund klagte S. seit neun Monaten über plötzlich einsetzende Darmkoliken, wobei er zu schreien begann, sich nach vorne krümmte und dabei nicht ansprechbar war. Dauer ca. eine Stunde, dann waren die Schmerzen ebenso plötzlich wieder weg. Außerdem noch häufiges Aufstoßen und weiß-schaumiges Erbrechen mit unverdauten Nahrungsbestandteilen. Zwei Monate nach Beginn der Symptomatik erfolgte eine stationäre Abklärung, u.a. mit einer Kontrastdarstellung des Magen-Darm-Traktes, wobei jedoch keine Auffälligkeiten gefunden wurden. Eine Therapie mit einem Protonenpumpen-Hemmer (Omeprazol) ließ die Darmkoliken verschwinden. Nach Absetzen dieser Medikation nach sechs Wochen traten keine Koliken mehr auf, das Aufstoßen mit Erbrechen begann aber erneut. Zwei Monate später erfolgte eine Gastroösophagoduodenoskopie, wobei eine Schleimhautentzündung im Bereich des Duodenums diagnostiziert werden konnte, kein Nachweis von Helicobacter-Bakterien. Hiernach erneute Therapie mit Omeprazol, das bis zum Tag der Vorstellung in meiner Ambulanz fortgeführt worden war.

Die Symptome waren gemildert, aber nicht verschwunden, so dass die Eltern sich zu einer homöopathischen Behandlung entschlossen.

S. wohnte seit vier Jahren nicht mehr zu Hause, sondern in einem Wohnheim.

Weitere Symptome:

- verträgt keine enge Kleidung am Hals und im Hüftbereich
- „viel Power und Dampf“
- kaut an den Nägeln
- Tod seines Großvaters ist ihm sehr nahe gegangen, redet heute noch oft davon
- Verlangen nach Suppen
- seit er in der Wohngruppe wohnt, geht er nicht gerne ins Bett, schläft aber schnell ein
- hört gerne Blasmusik
- Erwartungsspannung (vor Musikereignissen, vor dem Schlafen)
- flüstert bei fremden Leuten

Repertorisierung:

- verträgt keine enge Kleidung
- Erwartungsspannung
- Gedanken an Tod des Opas
- schaumiges Erbrechen
- Flüstern
- hört gerne Blasmusik

Hierauf wurde *Lachesis* C 200 in einer einmaligen Dosis gegeben.

Obwohl die Blasmusik keine ausschlaggebende Bedeutung für die Arzneimittelwahl hatte, war sie doch eine schöne Bestätigung für *Lachesis*. Ich verdanke diese Rubrik dem interessanten Buch über „Musik in der Homöopathie“ (37), das eine Materia Medica und ein Repertorium in Bezug zu vielen Aspekten der Musik enthält (im Repertorium die Rubrik: Psyche, Blasinstrumente, hört gern: Ars., Calc., Lach., Lyc., Nat.-m., Nux-v., Phos., Puls., Sep., Sulph.).

Amüsante Anmerkung: Ich erinnere mich an einen Schuljungen mit Down-Syndrom aus der Anfangszeit meiner homöopathischen Tätigkeit, der gerne Luciano Pavarotti singen hörte, aber nur ihn und keinen anderen Tenor. Er entlud seine Aggressionen unter anderem dadurch, dass er Schulkameraden gerne die Treppe hinunter schubste. Es gibt eine Rubrik im oben genannten Musik-Repertorium: Psyche; Pavarotti, Luciano, hört gern (nur ein Mittel: *Nux vomica*!). Ich habe dem Jungen damals leider nicht helfen können, aber mit dem heutigen Wissen und *Nux vomica* ...?!

Nach vier Wochen waren Aufstoßen und Erbrechen deutlich weniger; 14 Tage nach der Gabe war die Omeprazol-Dosis halbiert und nach vier Wochen abgesetzt worden. Sechs Wochen später kam es zu einem Rückfall, mit vermehrtem Aufstoßen und Erbrechen. Nach erneuter Gabe von *Lachesis* C 200 trat eine prompte Besserung ein. Zu dieser Zeit hatte S. die Wohngruppe gewechselt und begann nun über Einschlafstörungen zu klagen. Außerdem wurde er nachts regelmäßig zwischen Mitternacht und 3 Uhr wach, rannte herum und betrat andere Zimmer. Am Wochenende zu Hause ging es besser, war aber dennoch auffällig.

Hierauf bekam S. *Carcinosinum* C 200. Dieses Mittel war schon bei der ersten Repertorisierung an vorderster Stelle aufgetaucht und ist bekanntlich ein hervorragendes Mittel bei Schlafstörungen.

Zwei Wochen später schlief S. schnell ein und auch durch. Im Verlauf des nächsten halben Jahres musste *Carcinosinum* nur einmal, bei einem Rückfall der Schlafstörungen, wiederholt werden. Aufstoßen und Erbrechen traten nicht mehr auf.

Fall 16: Chronischer Durchfall

J.L. hatte schon ein bewegtes Leben hinter sich, als er im Alter von knapp drei Jahren vorgestellt wurde.

Nach einer Korrekturoperation am offenen Herzen mit dreieinhalb Monaten und vielen mit Antibiotika behandelten Infektionen (Konjunktivitis, Tonsillitis, Bronchitis) entwickelte er mit zwei Jahren einen Dauerdurchfall mit sauren, übel riechenden sowie wässrig-blutigen, häufig wund machenden Stuhlentleerungen. Wegen zahlreicher Nahrungsunverträglichkeiten bestand seine Nahrung aus einer aufwendigen Diät.

Weitere Symptome:

- Verlangen nach süß und sauer
- Abneigung gegen Milch und Eier
- viel Durst
- unruhiger Schlaf
- bewegungsfreudig, selbstbewusst und kontaktfreudig
- Verschlimmerung durch Wärme

Vor allem wegen der Vorgeschichte mit der häufigen Gabe von Antibiotika, der Abneigung gegen Milch und Eier sowie der bewegungsfreudigen und selbstbewussten Persönlichkeit wurde *Sulfur* C 200 gegeben.

Nach sechs Wochen wurden die Stühle langsam geformter, und in den nächsten Monaten stabilisierte sich die Stuhlproblematik weiter, so dass er auch wieder normale Nahrung zu sich nehmen konnte. Nach acht Monaten war der Stuhlgang unauffällig, und er aß und trank wieder alles (sogar Kuhmilch).

Nach einiger Zeit stellten sich wieder zunehmend Infektionen der oberen Atemwege ein, die sich trotz einer Wiederholung von *Sulfur* C 200 nicht besserten.

Hier wäre die Gabe eines Komplementärmittels zu *Sulfur* notwendig geworden, doch meldeten sich die Eltern nach der letzten Gabe nicht mehr.

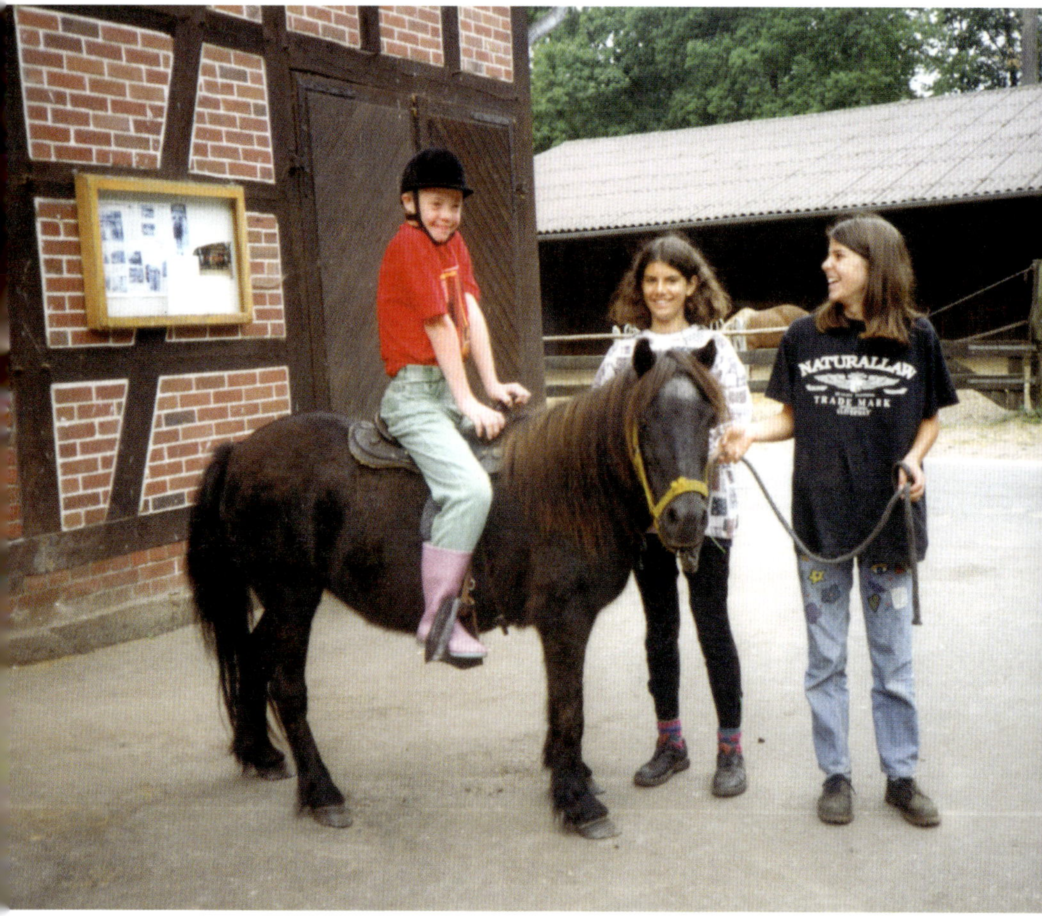
NATURALLAW
TRADE MARK

Neurodermitis

Fälle 17-18

Fall 17: H.B. war ein acht Monate alter Junge mit einer Neurodermitis seit dem dritten Lebensmonat (vorwiegend im Gesicht mit trockenen und juckenden Hautveränderungen).

Weitere Symptome:

- schlechter bei feuchtem Wetter
- schlechter nachts (Juckreiz)
- schlechter durch Milch, Hühnerei und Möhren
- frostige Konstitution trotz seines jungen Alters
- Angst vor lauten Geräuschen
- sensibel, braucht Zuneigung und intensiven Körperkontakt
- wohlproportionierter Habitus
- starkes Schwitzen am Kopf (Frühschlaf)

Nach Repertorisierung dieser Symptome wurde als Arzneimittel *Calcium carbonicum* ausgewählt und als C 200 verabreicht.

Nach vier Wochen war die Haut „blank"!

Im Verlauf der nächsten Monate traten immer wieder Exazerbationen seiner Hautveränderungen auf, die mehrmalige Wiederholungen von *Calcium carbonicum* (bis zu C 10 000 gesteigert) notwendig machten. H. wurde nie begleitend mit einer lokalen Salbe oder Creme behandelt. Nach einem Jahr rief seine Mutter immer schon an, wenn der nächtliche Juckreiz, bei noch fehlenden Hautveränderungen, sich wieder verstärkte. Auf diese Weise hatten in der Vergangenheit die Exazerbationen immer wieder begonnen. Während des zweiten Jahres nach Behandlungsbeginn war die Haut immer „blank". Eine erneute Gabe erfolgte immer dann, wenn sich – meist im Abstand von drei bis vier Monaten – der Juckreiz wieder verstärkte.

Nach zwei Jahren war die Neurodermitis ausgeheilt.

Fall 18: F.K. hatte schon ab dem sechsten Lebensmonat (nach Beginn des Zufütterns zur Muttermilch) neurodermitische Hautveränderungen, vor allem an Ellenbeugen, Kniekehlen, im Nacken sowie hinter dem Ohr und am Ohrläppchen, links mehr als rechts. Starker Juckreiz, bis hin zum Bluten.

Weitere Auffälligkeiten:

- Verschlechterung nach dem Ausziehen
- Verschlechterung nach dem Baden
- Milchschorf
- eher trockene Haut; nach dem Jucken entleert sich Sekret aus den aufgekratzten Hautstellen
- Dellwarzen
- guter Appetit
- Abneigung gegen gekochte Eier
- viel Durst
- kalte Hände, Füße
- Schweißfüße
- Schlaf, schlechter bei Vollmond
- Angst vor Tieren und fremden Personen
- zarter blonder Junge
- ruhig, ausgeglichen, pflegeleicht

Die Gesamtheit der Symptome ergab ein schönes Bild von *Calcium carbonicum*, das als C 30-Globuli gegeben wurde.

Nach einer heftigen Erstreaktion mit Verschlechterung des Hautbildes wurde die Neurodermitis nach vierzehn Tagen besser, die Dellwarzen waren nach drei Wochen verschwunden. Außerdem war ein Entwicklungsschub im Bereich der Motorik und der Sprache zu beobachten. Nach fünf Wochen kam es zu einem Stillstand der Hautverbesserung, so dass *Calcium carbonicum* C 30 wiederholt wurde. Weitere drei Wochen später war die Haut „blank".

Im Verlauf der nächsten Monate blieb die Haut ohne Auffälligkeiten. Bei erneut beginnendem Juckreiz, noch ohne sichtbare Hautveränderungen, wurde nur noch einmal *Calcium carbonicum* C 200 verabreicht, und die Haut blieb, bis anderthalb Jahre nach der ersten Gabe, frei von neurodermitischen Veränderungen. Dies alles ohne Anwendung äußerlicher Salben oder Cremes.

Harnwegsprobleme

Fälle 19-20

Fall 19: Restharn nach Harnröhrenoperation

M.C. war ein knapp 11-jähriger Junge, der mit acht Jahren wegen einer Harnröhrenenge operiert worden war. Vor dieser Operation war er durch unkontrolliertes Einnässen aufgefallen. Außerdem lag noch ein vesikoureteraler Reflux beiderseits vor, weswegen eine antibiotische Reinfektionsprophylaxe erfolgte. Nach der Operation fiel bei M. eine Blasenentleerungsstörung mit Restharnbildung auf. Neben einem Blasentraining und einer medikamentösen Behandlung mit Oxybutynin, war deswegen eine regelmäßige Katheterisierung der Blase notwendig.

Weitere Symptome:

- Verlangen nach Nudeln, Eis
- Abneigung gegen saure Gurken und gegen süß
- wenig Durst
- Harnentleerung besser im Stehen
- Angst vor Dunkelheit, Geräuschen (Kirchenglocken)
- sehr wissbegierig, bewegungsfreudig
- braucht viel Körperkontakt

Die Mutter berichtete, dass die Blasenstörungen ungefähr zeitgleich mit dem Beginn von Eheproblemen aufgetreten waren; die Eltern trennten sich einige Zeit später.

Vor allem wegen dieser Situation wurde zunächst *Natrium muriaticum* C 200 verabreicht, das jedoch keine Änderung zur Folge hatte. Auch eine Wiederholung mit *Natrium muriaticum* C 1000 brachte keine Verbesserung.

Nach erneuter Durchsicht der Anamnese erfolgte eine „breitere" Repertorisierung:

- Harnretention
- Abneigung gegen süß
- Angst vor Geräuschen
- Harnentleerung besser im Stehen

Als Arzneimittel ergab sich *Causticum*, das als C 200-Globuli gegeben wurde.

Nach ca. vier Wochen zeigte sich eine verminderte Restharnbildung auch nach Absetzen des Oxybutynins. Im weiteren Verlauf verschwand die Restharnbildung vollständig.

Fall 20: Nächtliches Einnässen (Enuresis nocturna)

D.W., ein 8-jähriges Mädchen, litt in diesem Alter noch unter dem Problem der Enuresis nocturna (nächtliches Einnässen).

Im Alter von vier Jahren war sie schon einmal kurzfristig trocken gewesen, nässte aber nach wenigen Monaten wieder ein. Dies vor allem nach Mitternacht bis gegen Morgen. Eine Enuresis diurna, also Einnässen tagsüber, trat nur ganz selten, unter anderem nach Lachen, auf.

Die Eltern selbst meinten für diese sekundäre Enuresis folgende Umstände verantwortlich machen zu können:

- Nach dem Umzug in die neue Wohnung, im Alter von ca. vier Jahren, wäre das Einnässen wieder aufgetreten.
- Während des Hausbaus, das heißt vor dem Umzug, war ihr Vater oft nicht zu Hause, so dass sie als „Papakind" seine Gegenwart häufig entbehren musste.
- Zum Zeitpunkt des erneuten Einnässens erfolgte die Geburt eines Geschwisterkindes.

Weitere Symptome:

- wenig Durst, auch bei Fieber
- Abneigung gegen Sonne und Wärme
- Angst vor lauten Geräuschen
- Angst, allein zu sein.

Als charakterliche Eigenschaften gaben die Eltern Sturheit, aber auch eine vermehrte Anhänglichkeit in einer fremden Umgebung an. Am äußeren Erscheinungsbild fielen die auffallend roten Wangen auf.

Als Rubriken wurden für die Arzneimittelfindung berücksichtigt:

- Eifersucht
- Angst, allein zu sein
- Verlassenheitsgefühl
- durstlos
- Abneigung gegen Sonne und Wärme
- nächtliche Enuresis

Als Arzneimittel wurde *Pulsatilla* gewählt. Schon eine Woche nach *Pulsatilla* C 200 wurde das Einnässen weniger, nach sechs Wochen war D. Tag und Nacht trocken und brauchte anschließend keine erneute Gabe mehr.

Prämenstruelles Syndrom

Fall 21

W.G. war ein 17-jähriges Mädchen mit prämenstruellen Beschwerden: Bauchschmerzen und stereotype Bewegungsabläufe, die vor der Menstruation auftraten und mit Beginn der Regelblutung verschwanden.

Weitere Auffälligkeiten:

- Verschlechterung am Abend
- Adipositas
- träge, müde, behäbig

- Abneigung gegen Eier und fettes Fleisch
- wenig Durst, auch bei Fieber
- unmotiviertes Weinen

Aus diesen Symptomen wurde bei der Repertorisierung *Pulsatilla* ermittelt, das als C 200-Globuli in einer Einzelgabe verabreicht wurde.

Schon nach fünf Wochen war sie lebhafter, umgänglicher und nahm mehr am täglichen Leben teil. Die prämenstruellen Beschwerden traten vor der nächsten Regelblutung schon mit verminderter Intensität auf, bei der übernächsten waren sie verschwunden und traten auch im weiteren Verlauf nicht mehr auf.

Chronische Thrombozytopenie

Fälle 22-23

Zahlreiche Studien haben zeigen können, dass das Auftreten einer akuten Leukämie bei Patienten mit Down-Syndrom zehn- bis zwanzigmal häufiger ist als in der Gesamtbevölkerung. Neben dieser vermehrten Häufigkeit akuter Leukämien sind darüber hinaus präleukämische Befunde beschrieben worden, die zu einer Leukämie zu prädisponieren scheinen. Hierzu zählen z.B. das myeloproliferative Syndrom (transitorische leukämoide Reaktion) des Neugeborenen als auch chronische Thrombozytopenien.

Fall 22: 2¾-jähriger Junge. Seit fünf Monaten Thrombozytopenie (Thrombozyten $< 50.000/mm^3$), die als idiopathische thrombozytopenische Purpura (ITP) gedeutet wurde, eine Knochenmarkspunktion ergab jedoch einen unauffälligen Befund. Nach einer Therapie mit Immunglobulinen und Cortison zeigte sich immer nur eine vorübergehende Besserung.

Freundlich zugewandtes Kind mit großen blauen Augen.

Weitere Symptome:

- petechiale Blutungen der Haut
- Verlangen nach salzigen Nahrungsmitteln

- Angst, alleine zu sein
- schmust gerne

Aus der Repertorisierung ergab sich als Arzneimittel *Phosphorus*, das als C 30-Globuli gegeben wurde.

Nach drei Wochen waren die Thrombozyten auf 80.000/mm^3 angestiegen, nach vier Wochen auf 210.000/mm^3 (normal 150.000 bis 450.000/mm^3). Im Verlauf der nächsten zweieinhalb Jahre zweimalige Wiederholung von *Phosphorus* C 200 bei Thrombozytenabfällen zwischen 50.000/mm^3 und 100.000/mm^3, immer mit promptem Anstieg. Eineinhalb Jahre nach der letzten Gabe immer über 200.000/mm^3.

Da eine chronische Thrombozytopenie auch als präleukämische Veränderung (gerade bei Kindern mit Down-Syndrom) gewertet werden kann, ist zu hoffen, dass es sich bei der Befundbesserung nicht um eine Unterdrückung, sondern um eine wirkliche Heilung handelte.

Fall 23: Neun Monate alter Junge, bei dem eine chronisch rezidivierende Bronchitis und eine chronische Thrombozytopenie bestand. Andere Symptome bzw. Auffälligkeiten habe ich in meinen Unterlagen leider nicht mehr finden können, nur der weitere homöopathische Behandlungsverlauf ist dokumentiert:

Nach *Medorrhinum* C 30 war – nach Angaben der Eltern – die Bronchitis „wie weggeblasen“, die Thrombozytopenie blieb jedoch bestehen!

Leider hatte diese Medikation die Entwicklung einer akuten myeloischen Leukämie nicht aufhalten können. Während der intensiven konventionellen Chemotherapie wollte die Mutter des Jungen *Medorrhinum* als begleitende Therapie dennoch fortführen. Mit Gaben von C 30 über C 200 bis zu C 1000 zeigte sich sowohl subjektiv als auch objektiv ein guter Verlauf, so dass die Kollegen der behandelnden Universitäts-Kinderklinik meinten: so einen Verlauf einer akuten myeloischen Leukämie bei einem Kind mit Down-Syndrom, hätten sie noch nicht gesehen.

Eine alleinige homöopathische Therapie der Leukämie wäre eher nicht in Frage gekommen, aber unter diesem Aspekt doch noch ein schöner homöopathischer Behandlungsverlauf.

Stimmbandlähmung, zerebrale Krampfanfälle, Obstipation

Fall 24

W.W. war ein zehn Monate alter Junge. Nach Angaben der Mutter „war die Geburt furchtbar": schwierige Austreibungsperiode, die Saugglocke riss ab. Post partum kam eine schwere RS-Virus-Infektion (Respiratory Syncytial Virus) hinzu.

Weitere Symptome:

- geräuschvolle Atmung mit inspiratorischem Stridor, seit seinem zweiten Lebenstag
- Bronchoskopie-Befund in den ersten Lebenswochen: beidseitige Stimmbandlähmung mit anschließendem Luftröhrenschnitt (Tracheotomie)
- neurologische Auffälligkeiten : leichte Spastik mit Opisthotonushaltung, BNS-Epilepsie (Blitz-Nick-Salaam-Epilepsie)
- schwere Obstipation mit Einrissen der Schleimhaut (Analfissuren)
- mittelstarke Hörverminderung bei beidseitigen Paukenergüssen, so dass ein Hörgerät verordnet wurde
- wiederholte Atemwegsinfektionen mit Bronchitiden, Pneumonien
- starke Ohrenschmalzproduktion

Repertorisierung: Als Arzneimittel wurde *Causticum* gewählt, das als C 200-Globuli gegeben wurde.

Im Verlauf der nächsten acht Monate gab es eine deutliche und schnelle klinische Besserung. Noch zweimal wurde *Causticum* C 200 wiederholt. Hiernach ging es dem Jungen laut seiner Mutter „sehr, sehr gut!" Er hatte keine Krampfanfälle mehr, sein Tracheostoma konnte verschlossen werden.

„Nun ist er ein echter Entdecker und bester Dinge!", so die Mutter. W. hatte keine schweren Infektionen mehr und konnte auch von seinem Hörgerät befreit werden.

Was hätte ihm erspart werden können, wenn er nicht erst mit zehn Monaten, sondern schon in den ersten Lebenstagen oder -wochen *Causticum* bekommen hätte.

Hodenhochstand (Maldescensus testis)

Fall 25

In älteren Untersuchungen über Patienten mit Down-Syndrom, vom Ende der 60er Jahre des vergangenen Jahrhunderts, wird von einer Häufigkeit des Kryptorchismus (Hodenhochstand) von um die 50% bei Neugeborenen und ein häufiges Auftreten eines unilateralen Maldescensus bei älteren Patienten berichtet.

In einer Studie mit 195 männlichen Patienten mit Down-Syndrom (Alter: > 12 Monate bis 18 Jahre) des St. Vincenz Krankenhauses in Paderborn haben wir deren Hodenstatus dokumentiert (44):

56 Kinder (29%) hatten einen behandlungswürdigen Befund:

- beidseitiger Maldescensus: 19%
- unilateraler Maldescensus: 8%
- unilateraler Pendelhoden mit kontralateralem Maldescensus: 1%
- bilateraler Gleithoden: 1%

Dies lässt die Annahme zu, dass ein verzögerter bzw. nicht möglicher Ablauf des normalen Descensus der Keimdrüsen bei Patienten mit Down-Syndrom häufiger als in der Gesamtbevölkerung auftritt (normal: 0,8% > 12 Monate bis zum Erwachsenenalter).

Ziele einer Behandlung sind:

- Erhaltung / Verbesserung der Fertilität
- Zugänglichkeit des Hodens für die körperliche Untersuchung und damit frühe Möglichkeit der Entdeckung einer Tumorentwicklung (Hodentumor; Hoden-Infiltrationen bei einer akuten lymphoblastischen Leukämie)

- Prophylaxe der Hodentumorentstehung?
- Erleichterung der durch ein „leeres Skrotum“ bedingten potentiell psychologischen Belastung?
- Prophylaxe einer Hodentorsion?

Neben den konventionell üblichen Therapien (Hormonbehandlung, chirurgischer Eingriff: Orchidopexie), kann auch eine homöopathische Arzneimittelgabe zum Descensus führen und sollte im zeitlichen Rahmen der genannten konventionellen Methoden als Erstversuch angestrebt werden.

Fall 25: H.H. war ein 19 Monate alter Junge, der seit einem halben Jahr „dauererkältet“ war. Es hatte mit einem fieberhaften Infekt, mit einem Masern ähnlichen Exanthem und Erbrechen begonnen; Masern konnten aber immunologisch nicht bewiesen werden. Seitdem war er infektanfälliger, mit einem Dauerschnupfen, Husten und beidseitigen Paukenergüssen.

Weitere Symptome:

- „sehr gemütliches Kind“
- hypotone Muskulatur
- hatte in den ersten Lebensmonaten, wegen einer durch Ultraschall diagnostizierten Hüftgelenksdysplasie, eine Spreizhose getragen
- pflegeleicht, verlässlich
- mag keine Veränderungen, hängt an seinem normalen Umfeld
- schon mit knapp einem Jahr in der Kindertagesstätte
- Entwicklungsverzögerung (spätes Sprechen; konnte noch nicht stehen und laufen)
- Angst alleine bei Dunkelheit
- tastbare Leistenhoden beiderseits (eine Behandlung war bisher noch nicht eingeleitet worden)

Nach der Repertorisierung und nach Studium der Materia Medica ergab sich als wahrscheinlichstes Arzneimittel *Calcium carbonicum*, das als einmalige C 200-Gabe verordnet wurde.

Nach fünf Wochen entleerte sich nur noch etwas Nasensekret, laut HNO-ärztlichem Befund waren die Paukenergüsse verschwunden, und H. begann, sich am Tisch hochzuziehen und entlang der Tischkante zu laufen. Der rechte Hoden befand sich am äußeren Leistenring, der linke noch im Leistenkanal. Nach einer erneuten Gabe von *Calcium carbonicum* C 200 waren nach weiteren sieben Wochen beide Hoden im Skrotum sicht- und tastbar.

Verhaltensauffälligkeiten

Fälle 26-34

In der Vorsorgeambulanz zur medizinischen Betreuung von Kindern mit Down-Syndrom lag der Schwerpunkt in den ersten Jahren vorwiegend auf organbezogenen Komplikationen wie angeborenen Herzfehlern, Problemen des Magen-Darm-Traktes, Infektanfälligkeit, Augenerkrankungen oder orthopädischen Komplikationen.

Mehr und mehr mussten wir aber wahrnehmen, dass zwischen den beiden „Eckpfeilern" der Entwicklungsverzögerung einerseits und den organspezifischen Komplikationen (Tab. 1) andererseits ein ausgedehnter „Mittelbau" emotional-neurotischer Verhaltensauffälligkeiten das Leben dieser Personengruppe bestimmen kann.

Das Spektrum dieser Problematik reicht von frühkindlichen neurotischen Symptomen wie:

- Daumenlutschen
- Nägelbeißen
- Haareausreißen
- Jaktationen (Ruhelosigkeit, Hin- und Herwerfen)
- Eß- und Verdauungsstörungen
- Schlafstörungen
- Sprachstörungen (z.B. Stottern)
- Stereotype Bewegungsabläufe, Tics
- Hyperaktivität

- Ängste
- Aggressivität
- Enuresis und Enkopresis (Einnässen, Einkoten)

bis hin zu depressiven Verstimmungen bzw. regelrechten Depressionen sowie Psychosen.

Vor allem muss auf die relative Häufigkeit depressiver Symptome schon im jugendlichen Alter hingewiesen werden.

Dies leitet zu der auch für Jugendliche mit Down-Syndrom bedeutsamen Übergangsphase vom Adoleszenten- zum Erwachsenenalter über. Gerade in dieser Zeit unterliegen junge Menschen einer Vielzahl schwieriger psychologischer Anpassungsprozesse, die leicht zu psychiatrischen Auffälligkeiten führen können:

- Schwierigkeiten mit dem Umstand, wenn Geschwisterkinder das Elternhaus verlassen, Jugendliche mit Down-Syndrom aber noch längere Zeit dort bleiben (müssen)
- der Tod von geliebten Menschen (z.B. Großeltern)
- Änderungen innerhalb des Schulmilieus oder der Wechsel von der Schule in eine beschützende Werkstatt
- unglückliche Freundschaft, Liebe
- Überforderung in der Schule bzw. am Arbeitsplatz
- sexueller Missbrauch

Fall 26: Nägelbeißen

D.R. war sechs Jahre alt, als sie wegen Nägelbeißens und Schlafstörungen vorgestellt wurde.

Weitere Symptome:

- rezidivierende Infektionen der oberen Atemwege
- rezidivierende Gerstenkörner
- viel Durst

- frostiges Temperaturempfinden
- Verstopfung
- vermehrtes nächtliches Schwitzen am Kopf
- häufige Albträume
- rezidivierende Risse in der Unterlippe
- kommt jede Nacht ins elterliche Bett
- Angst vor Gewalt, Dunkelheit, Gewitter
- liebes, ruhiges, bequemes Mädchen

Vor allem aufgrund der Allgemeinsymptome wurde als Arzneimittel *Calcium carbonicum* gewählt.

Sieben Wochen nach einer C 200-Gabe konnte nur noch selten Nägelbeißen beobachtet werden. Sie schlief nachts in ihrem eigenen Bett und überstand herbstliche Infektionen der Atemwege in kurzer Zeit. Innerhalb der nächsten zwei Jahre, brauchte sie noch zweimal eine Wiederholung des Mittels, hiernach trat das Nägelbeißen nicht mehr auf.

Fall 27: Hyperaktivität

F.B., ein Jahr alt, fiel durch intermittierend auftretende Zuckungen mit den Achseln sowie eine vermehrte Bewegungsunruhe und Aggressivität auf. Außerdem wurde er regelmäßig nachts gegen zwei Uhr wach, war dann munter und wollte spielen, um gegen Morgen wieder einzuschlafen.

Weitere Symptome:

- rezidivierende Paukenergüsse beiderseits
- schlechter Appetit
- lässt sich nur widerwillig anziehen; will auch nicht auf dem Arm getragen werden
- Verstopfung
- Verschlimmerung der Schlafstörungen bei Vollmond

- bekommt schnell kalte Hände
- Schwangerschaft: Mutter spürte schon hier „Zuckungen" des Kindes; ab der 10. Schwangerschaftswoche Wehenhemmung durch Fenoterol.

Eindeutige Hinweiszeichen auf ein Arzneimittel fehlten, so dass aufgrund der „Zuckungen", der Aggressivität sowie der Schwangerschaftsanamnese *Nux vomica* in C 30 und später in C 200 verordnet wurde.

Hiernach trat aber nur eine vorübergehende Besserung der Zuckungen auf.

Im weiteren Verlauf charakterisierte die Mutter sein Verhalten als vorwiegend „unzufrieden" mit weiterhin starker Unruhe.

Die Medikation nach drei Monaten: *Calcium phosphoricum* C 200 mit diesmal deutlicher Besserung der Unruhe, des Schlafs und auch des Verhaltens: „liebes Kind", wie umgewandelt.

Mit einer einmaligen Wiederholung von *Calcium phosphoricum* C 200 währte dieser Zustand acht Monate.

Nach dieser Zeit entwickelten sich folgende neue Symptome:

- Abneigung gegen Eier
- Verlangen nach süß und Milch
- viel Durst
- Temperaturempfinden: warm
- Höhenangst
- Angst vor Wasser
- läuft gerne barfuß
- chronische Hautveränderungen
- Zähneknirschen tagsüber
- darüber hinaus wieder zunehmende Hyperaktivität und Aggressivität

Die Repertorisierung der oben genannten neuen Symptome ergab *Sulfur,* das als C 200-Globuli verabreicht wurde.

Hiernach im Verhalten „so umgänglich wie noch nie", anhänglich und angepasst im Umgang mit anderen Menschen über ein Jahr lang.

Fall 28: Schlafstörungen

C.S., ein sieben Jahre alter Junge, wurde wegen nächtlicher Schlafstörungen vorgestellt. Er schlief abends schnell ein, aber nur im elterlichen Bett und ausschließlich dann, wenn wenigstens ein Elternteil bis zum Einschlafen bei ihm blieb. Auch den Rest der Nacht verbrachte er zusammen mit seinen Eltern. Auf Versuche, ihn in sein eigenes Bett zu tragen, reagierte er mit panikartigen Angstzuständen. Mehrmals in der Nacht wurde er wach, wobei es schien, dass er sich dieser gewohnten Umgebung versichern wollte.

Auslöser für die Symptomatik war, laut Angabe der Eltern, ein Erdbeben vor zwei Jahren, bei dem C. zum ersten Mal mit einem panikartigen Zustand reagiert hätte.

Weitere Angaben:

- Verlangen nach Fleisch und Fisch
- Abneigung gegen Milch und süß
- Angst vor Gewitter
- pflegeleichter, lieber, offener und kontaktfreudiger Junge

Aufgrund dieser Symptome bekam er zunächst *Causticum* C 200, das jedoch keine Besserung zeigte.

Mit der Rubrik

- Folgen von Schreck

wurde der auslösenden Situation mehr Rechnung getragen.

Es wurde *Aconitum* C 200 verabreicht. Hiernach besserte sich sein Schlafverhalten langsam, nach sechs Wochen schlief er in seinem eigenen Bett ein, und nach weiteren drei Wochen schlief er durch.

Fall 29: P.H., ein acht Jahre alter Junge, litt schon seit der Säuglingszeit unter Schlafstörungen. Dabei hatte er Schwierigkeiten einzuschlafen. Nur wenn jemand neben ihm lag und mit ihm Körperkontakt hielt, schlief er ein. Nach dem Einschlafen wurde er im Verlauf der Nacht häufiger (bis zu sechsmal) wach, um irgendwann in das elterliche Bett zu kommen und dort weiter zu schlafen. Während des Schlafs war er sehr unruhig und strampelte sich regelmäßig frei.

Weitere Symptome:

- Vorliebe für herzhafte, süße, salzige und saure Nahrungsmittel
- viel Durst
- Angst vor Gewitter, lauten Geräuschen, vor Dunkelheit
- kontaktfreudig, temperamentvoll, mitfühlend
- bis zum achten Lebensjahr noch keine durchgemachte Kinderkrankheit

Familienanamnese: Uroma und Urgroßvater, Tante und Onkel mütterlicherseits sowie ein Opa väterlicherseits waren an Krebs gestorben.

Aufgrund dieser Symptome ergaben die Repertorisierung sowie der Vergleich mit der Materia Medica differentialdiagnostisch *Phosphorus* und *Carcinosinum*. Da P. schon vor der jetzigen Vorstellung über einen Monat mit *Phosphorus* D 12 ohne Wirkung behandelt worden war, bekam er *Carcinosinum* C 200.

Hiernach konnte, auch nach einer wiederholten Gabe, im Verlauf von drei Monaten keine Verbesserung der Symptomatik beobachtet werden. Nach dieser Zeit bekam er *Phosphorus* C 200.

Schon nach 14 Tagen schlief er besser und wurde nur noch dreimal pro Nacht wach. Nach drei Monaten schlief er nachts durch. Im Verlauf der nächsten neun Monate musste *Phosphorus* noch zweimal wiederholt werden. Seitdem schlief er, während der weiteren Beobachtungsperiode der folgenden zwei Jahre, durch.

Die fehlende Wirkung nach *Phosphorus* D 12 wurde als eine „miasmatische Blockade" interpretiert, die durch die Nosode *Carcinosinum* aufgehoben wurde, so dass danach *Phosphorus* konstitutionell wirken konnte.

Fall 30: Hyperaktivität

S.S. wurde im Alter von sieben Jahren, wegen außerordentlicher Bewegungsunruhe mit stereotypen Verhaltensauffälligkeiten, vorgestellt. Sein hyperaktives Verhalten wurde häufig dadurch unterbrochen, dass S. mit starrem Blick die Arme abduzierte und beugte und dabei auch einen Spitzmund formte. Mehrmalige EEG-Untersuchungen hatten unauffällige Befunde ergeben.

Weitere Auffälligkeiten:

- viel Appetit
- Abneigung gegen Tee
- viel Durst (auf kalte Getränke)
- Verstopfung
- Schlafstörungen: schläft schlecht ein, unruhig, wird häufig mit Albträumen wach
- Angst vor Dunkelheit, Gewitter
- lutscht an seinen Fingern
- ruhelos, immer in Bewegung
- kontaktfreudig, offen

Als Arzneimittel wurde *Phosphorus* C 200 verabreicht.

Nach fünf Wochen schlief S. durch, seine Bewegungsunruhe war um 50% gebessert. Nach noch zweimaliger Wiederholung von *Phosphorus* C 200 war S. nach vier Monaten wie umgewandelt: Er konnte sich konzentriert alleine beschäftigen, war umgänglich und fiel nicht mehr durch ruheloses Umherlaufen auf.

Fall 31: Auch P.S. wurde, als er sieben Jahre alt war, wegen seiner seit mehreren Jahren bestehenden Hyperaktivität vorgestellt. Er hatte die Tendenz, häufig von zu Hause wegzulaufen, immer mit einem bestimmten Ziel vor Augen. Einmal lief er vom Kindergarten nach Hause, ein anderes Mal wollte er auf den Jahrmarkt. Auf Aufforderung bzw. Handlungsanweisungen reagierte er stur und gehorchte nicht.

Andere Symptome:

- Verlangen nach süß
- eher breiige Stühle
- will nicht im eigenen Bett schlafen
- kommt nachts, nach Umlagern ins eigene Bett, häufig wieder ins elterliche Bett zurück
- Angst vor lauten Geräuschen, Dunkelheit
- bewegungsfreudig
- wirft bei Wut mit Gegenständen, ist aber nicht zerstörerisch oder aggressiv

Vor allem wegen der Rubriken:

- Reisen, Wunsch zu bzw.
- Wandern, Wunsch zu

wurde *Calcium phosphoricum* ausgewählt.

Zwei Monate nach einer Gabe von C 200-Globuli zeigte sich schon eine deutliche Wirkung. P. rannte kaum noch weg, war weniger unruhig und beschäftigte sich länger mit einer Aufgabe. Auch schlief er im eigenen Bett ein und anschließend durch. Nach sechs Monaten war noch einmal eine erneute Gabe notwendig, hiernach gab es keine Probleme mehr.

Fall 32: Schlafstörungen, Hyperaktivität

L.G. war ein eineinhalb Jahre alter Junge, der wegen großer Bewegungsunruhe und Schlafstörungen vorgestellt wurde.

Schon die Schwangerschaft wäre sehr „stressig“ mit viel Übelkeit und Erbrechen gewesen. L. hätte viel gestrampelt und wäre schon kurz nach der Geburt durch eine ausgeprägte Unruhe aufgefallen. In den ersten Lebensmonaten hatte er heftige Dreimonatskoliken mit einer Verschlimmerung in den Abendstunden und einer Besserung durch Herumtragen. Dazu kamen noch Schlafstörungen. Er brauchte längere Zeit zum Einschlafen, schrie während dieser Zeit und ließ sich nur beruhigen, wenn er aus dem Bett genommen wurde. Nach dem Einschlafen wurde er häufig wach, vor allem nach Mitternacht, wollte dann nicht mehr schlafen, sondern beschäftigt werden. Auch dabei schrie er permanent, ohne sich beruhigen zu lassen. Wenn er einmal schlief, war er sehr unruhig. Ebenso verlangte er nachts zu trinken. Dies alles mit wechselnder Intensität seit der Geburt, so dass die Eltern sich am Rande der Erschöpfung befanden.

Weitere Symptome:

- guter Appetit
- Vorliebe für herzhafte und geräucherte Nahrungsmittel
- Abneigung gegen Fleisch und Milch
- viel Durst
- viel Schwitzen (Nacken, Rücken), auch in Ruhe
- rezidivierende Infektionen der oberen Atemwege
- rezidivierende Otitiden, links mehr als rechts
- Angst vor Geräuschen
- sehr unruhig, kann nicht sitzenbleiben, will überall hin
- Hautblässe

Familienanamnese: Urgroßvater und Urgroßmutter mütterlicherseits und Onkel väterlicherseits an Krebs gestorben.

Wegen der Familienanamnese, der Schlafstörungen und der Nahrungsmodalitäten wurde eher intuitiv *Carcinosinum* C 30 verordnet, ein Arzneimittel, mit dem in den vergangenen Jahren viele Erfahrungen gesammelt werden konnten.

Schon nach drei Tagen schlief L. jede Nacht durch, manchmal bis zu vierzehn Stunden am Stück! In den folgenden Wochen und Monaten wurde er viel ruhiger und umgänglicher. Bis zu einem Jahr nach der ersten Gabe war noch keine Wiederholung des Mittels notwendig.

Fall 33: Hyperaktivität, Aggressivität

M.N. wurde von ihren Eltern, im Alter von dreieinhalb Jahren, wegen zunehmender Bewegungsunruhe mit Aggressivität vorgestellt. Sie konnte kaum still sitzen und sich mit einer Tätigkeit nicht über längere Zeit beschäftigen. Sie war unstet, begann viele Aufgaben, beendete jedoch keine. In ihrer Umgebung blieb kein Gegenstand an seinem Platz, sie musste alles berühren, umdrehen oder ausprobieren. In ihrer Hektik war sie weder durch Worte noch durch Ortswechsel aufzuhalten. Unbewusst, aber häufig auch bewusst, zerstörte sie dabei auch Spielzeug, Vasen, an der Wand hängende Bilder oder Möbelstücke und schlug andere Kinder. Bei Wutausbrüchen schlug sie mit dem Kopf auf den Boden, gegen die Bettkante oder andere Widerstände.

Weitere Symptome:

- Verlangen nach Fleisch und salzigen Nahrungsmitteln
- viel Durst
- vermehrtes nächtliches Schwitzen am Kopf
- frostiges Temperaturempfinden
- Angst vor lauten Geräuschen
- nächtliches Zähneknirschen

Mit diesen Auffälligkeiten bzw. Rubriken ergab die Repertorisierung *Tuberculinum*, das als einmalige C 200-Gabe verabreicht wurde.

Nach zweieinhalb Monaten war sie, nach Angaben der Eltern, viel ruhiger und weniger aggressiv, ihre Wutausbrüche wurden seltener und das Kopfschlagen wurde nicht mehr beobachtet. Im Verlauf der nächsten neun Monate war, bei einer Rückkehr der Symptome, noch einmal eine Wiederholung von *Tuberculinum* C 200 notwendig. Hiernach wirkte sie auf ihre Umgebung „wie ausgewechselt" und bot, nach dem dann erfolgten Eintritt in den Kindergarten, keine Probleme mehr.

Fall 34: Depression, Mutismus

D.T. war eine 36-jährige junge Frau, die wegen einer offensichtlichen Depression mit Mutismus (= Schweigen bei intaktem Sprachvermögen) vorgestellt wurde. Ihr Verhalten hatte sich schon vor fünf bis sechs Jahren verändert, indem sie auffallend ruhiger geworden war, weniger gesprochen und weniger lebendig gewirkt hatte. Das Hörvermögen war jedoch immer gut gewesen. Ihre Sprache wurde dann zunehmend durch eine Gebärdensprache abgelöst (Nicken, Schulterzucken, Kopfschütteln).

Als Auslöser ihrer Verhaltensänderung vermutete ihre Mutter eine unglückliche Liebe. Sie habe sich damals, vor fünf Jahren, in einen Zivildienstleistenden in der beschützenden Werkstatt verliebt, den sie auch heiraten wollte. Leider wurde ihre Zuneigung nicht erwidert, und nach einem Jahr verließ dieser junge Mann die Werkstatt wieder. Danach war sie traurig, bekam einen Hautausschlag im Gesicht und wurde anschließend zunehmend ruhiger, teilnahmsloser mit der schon oben genannten Symptomatik. Sexueller Missbrauch wurde nicht thematisiert.

Die letzten Worte, die sie vor der jetzigen Vorstellung überhaupt gesprochen hatte, am Geburtstag ihrer Schwester vor vier Monaten, waren: „Herzlichen Glückwunsch zum Geburtstag“. Seitdem hatte sie nicht mehr gesprochen.

Sie arbeitete aber weiter zufriedenstellend in der Werkstatt. Morgens hatte sie jedoch oft keine Lust zum Aufstehen, sie war von wechselhafter Stimmung, weinte schnell bei Kleinigkeiten. Nach Feierabend am Nachmittag war sie so erschöpft, dass sie schon nach dem Kaffeetrinken schlafen ging. Zuweilen wurde sie auch aggressiv, schlug andere oder verweigerte die Arbeit.

Weitere Symptome:

- Abneigung gegen süß und Obst
- Stimmungsverschlechterung vor Menses
- Verstopfung
- Angst vor Dunkelheit, Gewitter

Repertorisierung:

- spricht nicht
- Folgen von Kummer
- Wechselhafte Stimmung
- Traurigkeit nach Kummer
- Abneigung gegen Obst

Als Arzneimittel ergab sich *Ignatia,* das als C 1000-Globuli verabreicht wurde.

Eine Woche später sprach sie, nach über vier Monaten, wieder einen Satz: „In die Werkstatt gehe ich nicht mehr.“ Im weiteren Verlauf wurde sie wieder aktiver, lebhafter, schlief weniger und nahm mehr am Leben teil. Trotzdem sprach sie in den weiteren Monaten kein Wort mehr.

Nach Wiederholung von *Ignatia,* der Gabe von *Natrium muriaticum* und später auch *Nux moschata* änderte sich nichts am Sprachverhalten.

In dieser Phase bat ich Herrn Dr. Mohinder Singh Jus, einen in der Schweiz homöopathisch praktizierenden Kollegen, anlässlich eines von ihm abgehaltenen Seminars um Hilfe.

Nach Durchsicht der Anamnese empfahl er zunächst *Tuberculinum* C 1000 und nach dreimonatiger Zeit des Abwartens eine erneute Fallaufnahme.

Hiernach war, nicht unerwartet und von Dr. Jus auch so vermutet, keine deutliche Änderung zu erkennen. D. sprach auch weiterhin kein Wort.

Dieses Symptom zusammen mit der immer noch bestehenden ausgeprägten Erschöpfung bzw. Müdigkeit führte dann zu *Acidum phosphoricum,* das als C 1000-Gobuli gegeben wurde.

Dieses Arzneimittel leitete dann den „Durchbruch“ ein. Nach drei Wochen sprach D. die ersten Sätze, und nach weiteren fünf Wochen war wieder eine regelrechte Unterhaltung mit ihr möglich.

Sexueller Missbrauch

Fall 35

In den vergangenen Jahren ist die Öffentlichkeit zunehmend durch Berichte über sexuellen Missbrauch sensibilisiert worden. Vermehrt bekannt werden auch sexuelle Übergriffe auf Kinder und erwachsene Menschen mit geistiger Behinderung. Doch die Mauer des Schweigens besteht nach wie vor, da es sich um zwei Tabuthemen gleichzeitig handelt: Sexualität behinderter Menschen und sexueller Missbrauch. Zaghafte Signale behinderter Menschen werden oft genauso missdeutet wie deutliche sexuelle Verhaltensauffälligkeiten, die oft auf frühere oder andauernde sexuelle Übergriffe zurückzuführen sind. Häufig weigern sich geistig behinderte Kinder und Jugendliche plötzlich, in die Schule zu gehen oder wollen nicht mehr zurück nach Hause, zum Arzt usw. . Sie zeigen dies unter anderem durch Schreien, Davonlaufen, aggressive Äußerungen oder durch plötzliches Verstummen. Doch aufgrund des erschreckten Nicht-Wahrhaben-Wollens gehen viele Erzieher/-innen und Betreuer/-innen den deutlichen Signalen behinderter Menschen nicht nach.

Im Gegensatz zu früheren Lehrmeinungen, sexueller Missbrauch bei geistig behinderten Menschen sei selten, wird heute in Fachkreisen eher von einer größeren Häufigkeit ausgegangen. In einer Untersuchung fand man bei jugendlichen geistig behinderten Mädchen eine Häufigkeit des Missbrauchs von ca. 25%. Dennoch gelten sexuelle Übergriffe und sexuelle Gewalt gegenüber geistig behinderten Menschen, bei Polizei und Justiz, nach wie vor als „ungewöhnlicher Fall", da viele sich behinderte Menschen als Sexualpartner/in kaum vorstellen können. Wer dies dennoch tue, müsse krank und pathologisch-pervers sein.

Da die Kommunikationsbarrieren bei Menschen mit geistiger Behinderung um ein Vielfaches höher sind, wenn sie sexuelle Übergriffe mitteilen oder gar anzeigen wollen, ist verständlich, warum bei Polizei und Justiz, bei Jugend- und Sozialämtern und auch in der Fachöffentlichkeit selten sexuelle Übergriffe gegen behinderte und besonders gegen geistig behinderte Menschen bekannt werden. Einerseits wird ihnen aufgrund der Intelligenzminderung der Geisteszustand eines kleinen Kindes unterstellt; andererseits findet aber bei der Begutachtung der Glaubwürdigkeit die körperliche Reife, die sexuelle Entwicklung und soziosexuelle Erfahrung der jugendlichen und erwachsenen geistig behinderten Menschen durchaus Berücksichtigung (4).

Fall 35: K.S. wurde zum ersten Mal im Alter von 16 Jahren vorgestellt. Sie war seit ca. drei Jahren „psychisch krank", was sich in der folgenden Weise äußerte: Sie lebte in einer anderen Welt, unterhielt sich mit imaginären Partnern (zum Beispiel einem Helden aus einer Fernsehsendung) und befand sich vor einem Jahr in dem Zustand einer akuten Katatonie (hat sich nicht mehr angezogen, hat nicht mehr gegessen und gesprochen).

Hiernach wurde sie in eine psychiatrische Klinik eingewiesen, wo sie zunächst über drei Monate mit Haloperidol und Akineton, mit nur mäßiger Besserung, behandelt wurde. Nach Absetzen der Medikamente verstärkte sich die Symptomatik jedoch wieder, so dass diese beiden Mittel und später noch Dogmatil erneut angesetzt wurden. Sie grenzte sich von ihrer Umwelt ab und kommunizierte mit keiner Person, auch nicht aus der Familie (DD: Autismusspektrumstörung).

Als Auslöser für dieses klinische Bild wurde ein fraglicher, aber dennoch nahe liegender sexueller Missbrauch durch ihren Lehrer diskutiert, der jedoch nicht bewiesen werden konnte. Auch kam es zu keiner polizeilichen Anzeige.

Weitere Beschwerden:

- Stuhlgang verstopft
- Albträume nachts
- Angst vor Hunden
- stereotype Bewegungsabläufe vor allem mit den Händen
- Zähneknirschen am Tag

Bei der Repertorisierung wurden folgende Rubriken berücksichtigt:

- Gesten, unwillkürliche Bewegungen
- Gesten, Greifen

- Katalepsie
- redet mit abwesenden Personen
- Zähneknirschen
- absorbiert in Phantasien
- Angst vor Hunden

Hieraus kristallisierte sich *Stramonium*, das als C 1000-Globuli verabreicht wurde.

Schon in der ersten Woche danach nahm sie wieder Beschäftigungen auf, die sie seit einem Jahr nicht mehr ausgeführt hatte (zum Beispiel Malen).

Nach weiteren drei Wochen war sie wie umgewandelt. Sie war lebhafter und aufgeschlossener und begann wieder mit ihrer Umwelt zu kommunizieren, so dass der behandelnde Jugendpsychiater erstaunt war.

Der weitere Verlauf, über die nächsten anderthalb Jahre, war sehr wechselhaft. Bei einem Rückfall war sie häufiger wieder apathisch bzw. in sich gekehrt, ein anderes Mal schlug ihre Symptomatik in Hyperaktivität oder gar Aggressivität um. K. brauchte mehrmalige Wiederholungen von *Stramonium* (zeitweise bis zu C 10.000), die auch immer eine wesentliche Besserung ihrer Symptomatik mit sich brachten, so dass kein Anlass bestand, das Mittel zu wechseln.

Trotz ihres, immer durch *Stramonium* zu verbessernden Befindens und trotz des sich zeitweise dem früheren Verhalten annähernden Zustandes, konnte bei K. jedoch nicht von einem restlos befriedigenden Heilerfolg gesprochen werden. Besserung und Linderung ja, aber Heilung sicherlich (noch) nicht.

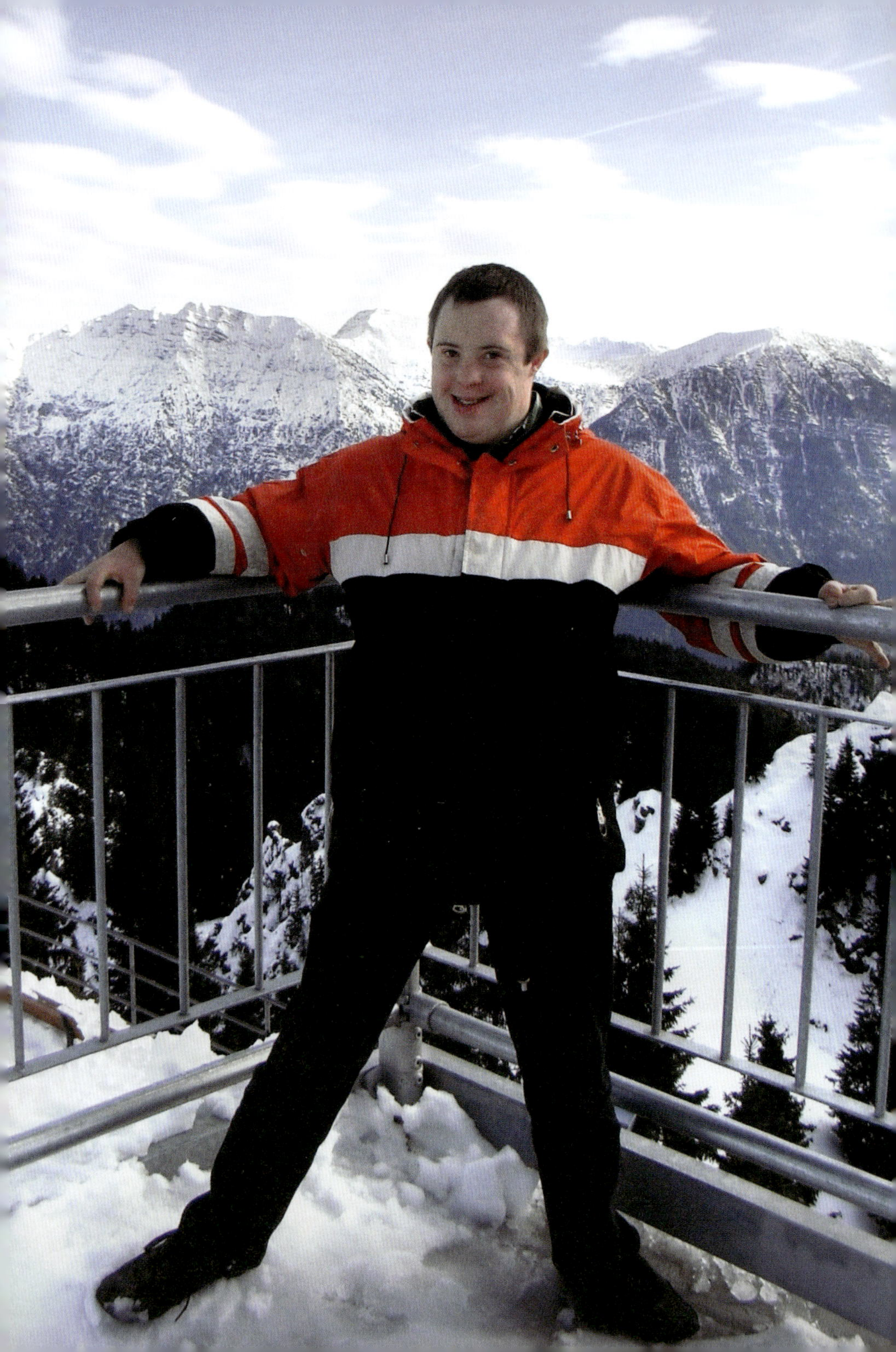

Autismusspektrumstörungen

Fälle 36-38

Die Doppeldiagnose Down-Syndrom und Autismus wird in der Literatur mit einer Häufigkeit von 5 - 9 % beschrieben. Da es sich bei den verschiedenen Formen des Autismus um ein Spektrum von Störungen handelt, die in unterschiedlicher Ausprägung in einer Vielzahl von Kombinationen vorkommen und sich im Laufe der Entwicklung auch verändern können, wird von Autismusspektrumstörungen gesprochen (20).

Folgende Verhaltensweisen können beobachtet werden:

1. Störung der sozialen Kommunikation mit Eltern, Geschwistern oder gleichaltrigen Kindern, mit fehlendem Augenkontakt und einem Gefühl des „Alleinseins".
2. Stereotype Routinehandlungen (z.B. Hintereinanderstellen von Gegenständen und Einhalten von Ritualen u.a. beim Einkleiden, Essen). Faszination für das Herumdrehen von Rädern an Spielzeugautos oder CDs; außergewöhnliches Interesse an ausgefallenen Gegenständen wie Steinen, Nadeln, Plastikspielzeugen. Stereotype Bewegungsabläufe.
3. Ungewöhnliche, inkonstante Reaktion auf sensorische Wahrnehmungen. Kinder wirken z.B. einerseits wie taub, in der nächsten Minute aber schreckhaft. Erschrecken nach Berührung oder lässt sich kräftig kitzeln.
4. Trotz einer allgemeinen Entwicklungsretardierung häufig spezielle Fähigkeiten (Musik, Puzzle-Spiele, andere künstlerische Tätigkeiten).

Fall 36: I.L. ist ein 15-jähriges Mädchen, dessen Symptomatik ca. ein Dreivierteljahr vor der jetzigen Vorstellung begonnen hatte.

I. hatte sich, vier Monate vor dem Beginn ihrer Veränderungen, in einen Jungen verliebt. Daraufhin wurde der Junge von seinen Mitschülern gehänselt, so dass er diese „Verbindung" im Sande verlaufen ließ. Hiernach wurde I. traurig, zog sich mehr und mehr zurück und war von ihrer Umwelt nicht mehr ansprechbar. Sie lebte wie in einer eigenen Welt, wurde vergesslich und zeigte zudem regressive Verhaltensweisen. Dazu kamen noch Ängste: Sie wurde z.B. nachts wach und begann zu schreien, weil sie glaubte, draußen wären Katzen: „Die Katzen, die Katzen, die tun mir weh, all meine Wunden." Sie konnte sich nicht hinlegen, weil in ihrem Bett die (imaginären) Katzen waren. Zur Toilette gehen konnte sie auch nicht, weil auf dem Boden lauter Katzen waren, die sie verletzen wollten.

Durch *Stramonium* ließen sich diese Angstzustände etwas vermindern, doch änderte sich nichts an ihrer vornehmlich autistischen Grundsituation.

Außerdem entwickelte sie die „fixe Idee", sie müsse nach B., weil sie dort geboren war.

Da sich ca. 12 Monate nach Beginn dieser Symptomatik keine wesentliche Verbesserung ihres Zustandes zeigte, erfolgte eine Einweisung in eine jugendpsychiatrische Klinik, wo sie zehn Monate stationär behandelt wurde. Auch nach der Entlassung lebte sie weiter in einer Art Traumwelt. Manchmal fing sie plötzlich an zu weinen, oft grundlos, aber häufig auch mit konkreten Ängsten, z.B. vor „Captain Hook". Sie wirkte weiterhin eher ruhig und zurückgezogen als hektisch oder hysterisch.

Ihre Sprache war auch verändert. Sie stotterte sehr häufig und äußerte ruckartige stöhnende Laute.

Oft schien es, als ließe sie innerlich einen Film ablaufen, in dem sie selbst agierte. Es gab aber auch Momente, wo sie mit ihrer Umwelt kommunizierte und normal sprach.

Als Auslöser für den Beginn ihrer Symptomatik wurden von den Eltern die schon erwähnte unglückliche Liebe, ein fraglicher Missbrauch und/oder die damalige Auflösung des Klassenverbandes diskutiert.

Weitere Symptome:

- starker Würgereiz (auch psychisch auslösbar)
- schnell beleidigt; verträgt es nicht, getadelt zu werden

- zuweilen unbewusstes Einnässen
- Verlangen nach Fleisch
- viel Durst
- Faulecke links; spröde, geschwollene Oberlippe

Folgende Rubriken dienten der Arzneimittelfindung:

- Traum, als ob im
- Wahnvorstellung Tiere, vor allem Katzen
- Sprache, schwierig
- Würgereiz, emotional ausgelöst
- Bewusstlosigkeit, antwortet korrekt, wenn angesprochen
- Delirium, kehrt aber sofort zurück
- will nach Hause gehen/Heimweh
- Wahnvorstellung, nicht zu Hause zu sein

Als „durchlaufendes" Arzneimittel ergab sich *Opium*, das als C 200-Globuli gegeben wurde.

Fünf Tage später waren die Sprachveränderungen kaum noch zu hören, die Lippe war weniger spröde, und der Mundwinkel war nahezu geheilt. Nach einer weiteren Woche sprach sie besser: „Es ist ganz toll, dass I. wieder anfängt, etwas zu tun. Professor J. von der Uni würde sagen, selbstverständlich auf dem hohen Niveau, auf dem sie vor ihrer Krankheit gewesen ist!" (Zitat der Mutter).

Während der nächsten vier Wochen war auch weiterhin eine verbesserte Kommunikation mit I. möglich, doch stellte sich langsam wieder ein „Status quo" ein.

Nach einer erneuten Gabe *Opium* C 1000 erfolgte abermals ein deutlicher Schub in Richtung Verhaltensstabilisierung, doch ist ein noch schweres Stück Wegbegleitung vorprogrammiert.

Der Anstoß zur „Heilung" war aber auch hier durch die homöopathische Therapie möglich gewesen.

Fall 37: J.S., ein fast 18-jähriger junger Mann, wurde wegen autistischer Symptome mit Kontaktschwierigkeiten, Zurückgezogenheit und stereotypen Bewegungsabläufen vorgestellt.

Schon seit der vierten Grundschulklasse habe er sich mehr und mehr von seinen Schulkameraden zurückgezogen, habe beim Sprechen keinen Blickkontakt aufgenommen und viel mit sich selbst gesprochen. Außerdem konnte eine Regression der Entwicklung beobachtet werden, so dass erlernte kognitive und motorische Fähigkeiten wieder verloren gingen. Teilweise sehr unruhig mit stereotypen Bewegungen und Zähneknirschen.

Spricht auch stereotyp mit abgehackter Stimme („wie ein Roboter"). Vermindertes bzw. verzögertes Schmerzempfinden.

Koprolalie; anschließend aber Übergang in „religiöse Sprüche" („Großer Gott, wir loben Dich").

Oft auch unkontrollierte Handlungen (mit Aggressivität) vor allem nach lauten Geräuschen.

Nach klinischen Gesichtspunkten könnte bei J. die Diagnose eines Gilles-de-la-Tourette-Syndroms mit autistischen Zügen gestellt werden, dessen Kombination mit dem Down-Syndrom auch in einigen wenigen Veröffentlichungen in der Literatur dokumentiert ist.

Vor der Vorstellung war J. mit Sulpirid, einem Neurolepticum, behandelt worden, das aber wegen zu heftiger Nebenwirkungen wieder abgesetzt werden musste.

Weitere Symptome:

- Verlangen nach Fleisch
- Abneigung gegen süß
- wenig Durst
- wechselhafter, aber regelmäßiger Stuhlgang
- eher frostiges Temperaturempfinden
- wird häufig nachts wach und redet dann stereotype Sätze, die mit Musik zu tun haben (Posaunen, Fagott)
- Angst vor lauten Geräuschen, vor Tieren und Gewitter
- pingelig
- lebt in einer eigenen (Traum-)Welt

- steckt häufig Finger in den Mund
- steht vorwiegend mit nach vorne gebeugten Schultern
- Knieschmerzen, abends im Bett

Frühere Erkrankungen:

- angeborene Katarakt beiderseits, mit anschließender Operation
- Glaukom beiderseits (nur medikamentös behandelt)

In der Schwangerschaft war, aufgrund des mütterlichen Alters (> 35 Jahre), eine Fruchtwasserpunktion mit der Diagnose „Down-Syndrom" erfolgt.

Folgende Symptome wurden repertorisiert bzw. zur Arzneimittelfindung herangezogen:

- Gesten, macht
- Affekt mit Gesten
- Reden, im Affekt
- moralisches Empfinden, Fehlen von
- religiöser Wahn
- obszönes Reden

In den entsprechenden Rubriken fielen vor allem *Hyoscyamus* und *Stramonium* auf.

Auch bei den anderen o.g. Geistes- oder Allgemeinsymptomen waren diese beiden Arzneimittel, mit zum Teil wechselhafter Wertigkeit, vertreten, so dass letztendlich – mehr intuitiv – *Hyoscyamus* C 1000 verabreicht wurde.

Nach sechs Wochen konnte keine Verhaltensänderung oder irgendeine Veränderung beobachtet werden, so dass *Stramonium* C 1000 gegeben wurde.

Fünf Wochen später konnte ein gewisses „Auftauen" des Patienten beobachtet werden. Es war jetzt in manchen Situationen möglich, mit ihm gezielt – sogar mit Blickkontakt – zu kommunizieren, er sprach wieder situationsadäquat, und auch seine Aggressivität hatte sich deutlich vermindert. Obwohl sein altes Verhalten immer wieder „durchschlug“, war doch in den nächsten Wochen eine weitere stetige positive Änderung zu verzeichnen.

Auch in diesem Fall kann sicher (noch) nicht von einer Heilung gesprochen werden, doch hat die homöopathische Therapie, erstmals nach Jahren der Frustration, eine deutliche Verhaltensänderung bewirken können, die aber in den folgenden Monaten noch durch eine enge Begleitung des Patienten stabilisiert werden muss.

Fall 38: M.K., ein sieben Jahre alter Junge, war im Säuglingsalter als Pflegekind in die jetzige Familie gekommen. Von den leiblichen Eltern war kaum etwas bekannt.

Die Gründe für die Vorstellung in der Ambulanz waren Zähneknirschen, vorwiegend tagsüber, und rezidivierende Infekte der Atemwege.

Weitere Symptome:

- Verlangen nach Bratwurst, Süßigkeiten und Eis
- Abneigung gegen Käse und Bananen
- war mit sieben Jahren noch nicht sauber
- Temperaturempfinden: warm
- Schlaf: wird häufig nachts wach, vorwiegend zwischen 2 und 2:30 Uhr; schlägt dann mit dem Kopf gegen Bettgitter; Bauchlage
- Angst vor Tieren und Höhe
- Gemüt: autistische Züge (stereotype Bewegungen, redet mit sich selbst, kontaktscheu, will nicht von anderen Kindern angefasst werden)
- Schwangerschaft: Frühgeburt 33 + 3 Schwangerschaftswochen
- Geburt: spontan, Schädellage, Geburtsgewicht 2340 g.

Bei der Repertorisierung ergab sich als Arzneimittel *Carcinosinum,* das als C 200-Globuli gegeben wurde.

Sechs Wochen später schlief M. nachts durch, kein Kopfschlagen und kein Zähneknirschen mehr, kontaktfreudiger, offener!

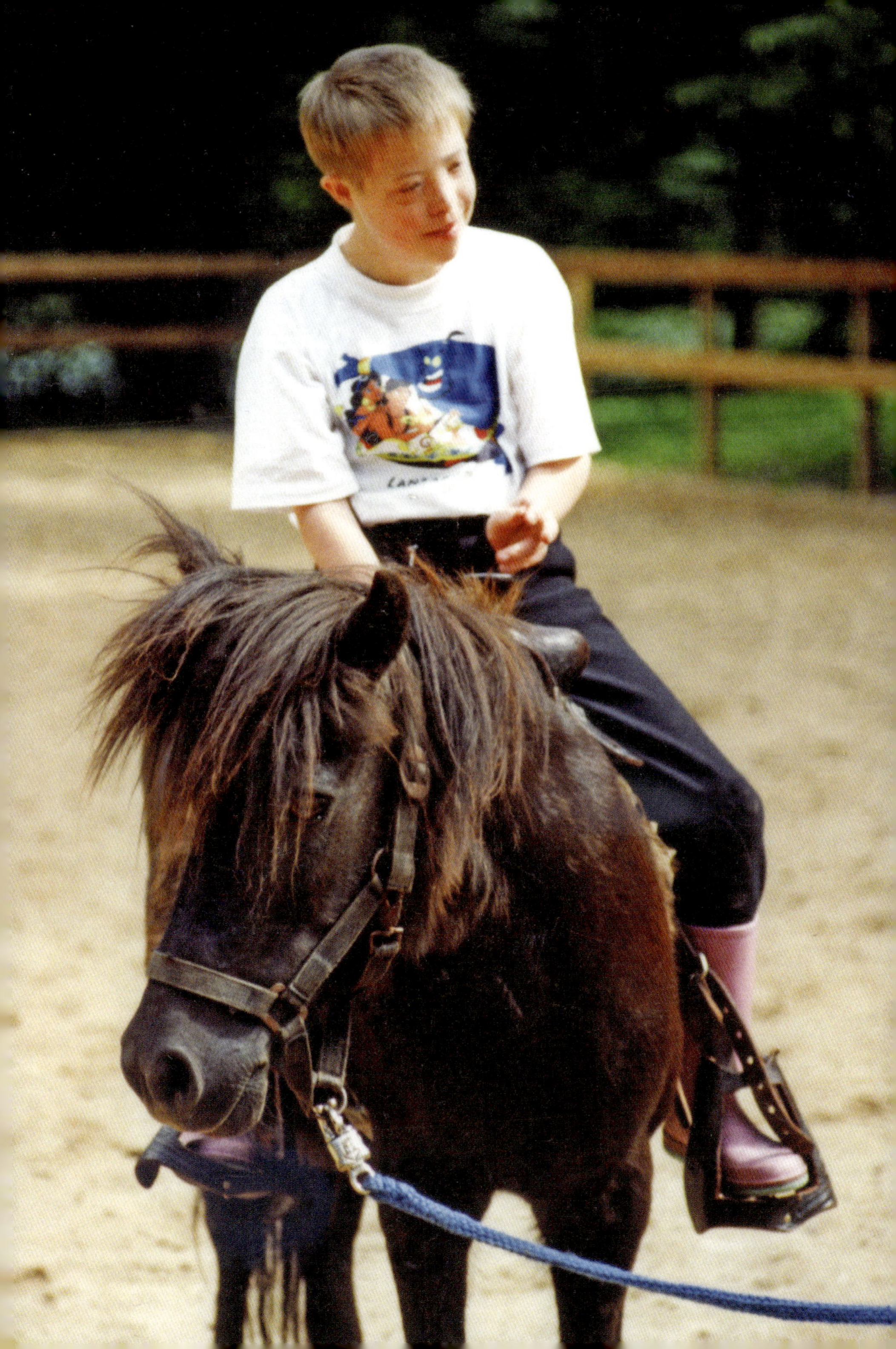

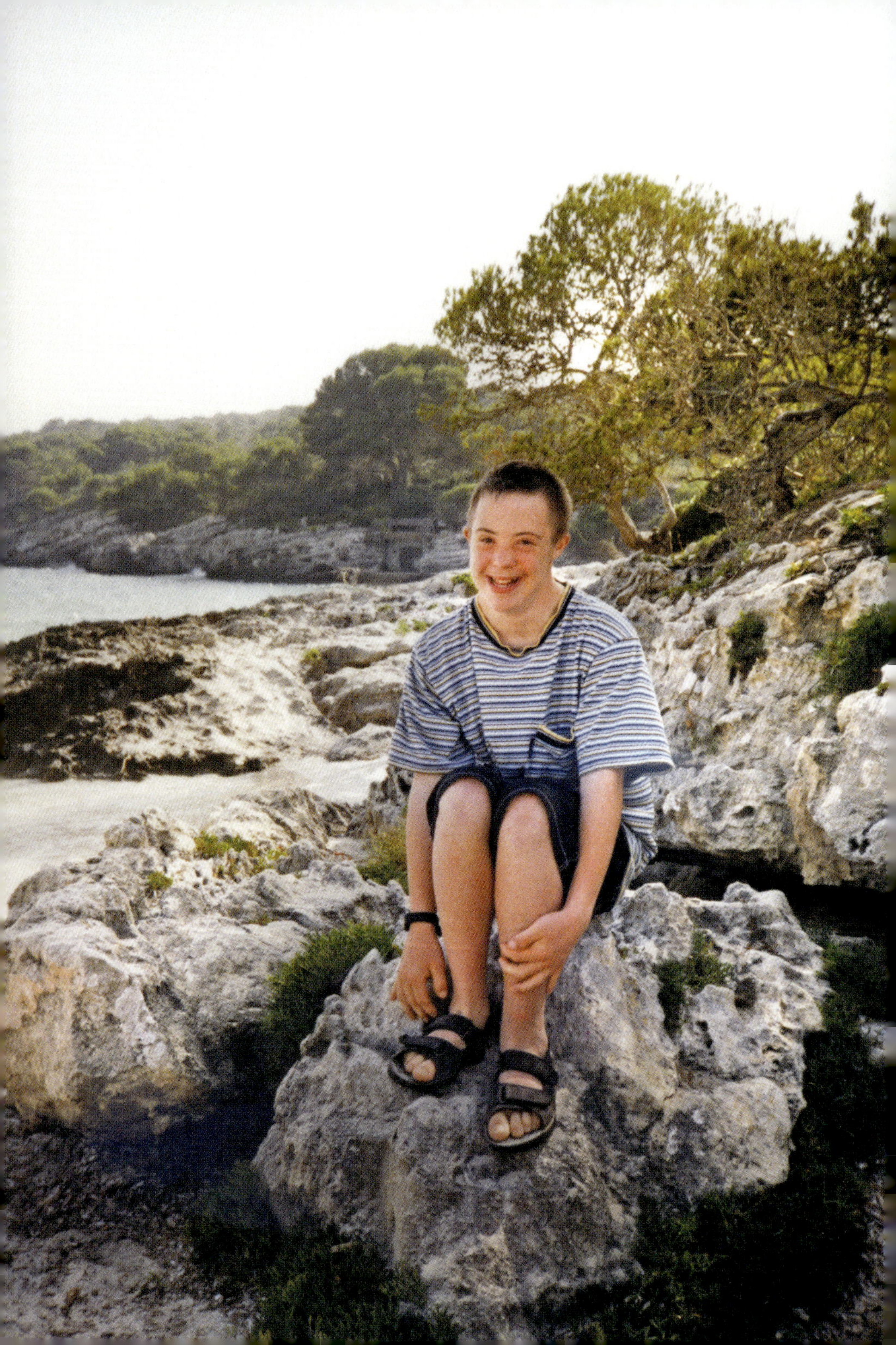

SCHLUSSBETRACHTUNG

Wie die beschriebenen Fallbeispiele gezeigt haben, ist davon auszugehen, dass mit einem homöopathischen Arzneimittel, auch bei Patienten mit Down-Syndrom, sowohl die physische als auch die emotionale Ebene tangiert werden kann.

Ist aber auch die geistige Sphäre beeinflussbar? Ist es wirklich so, „dass die geistige Ebene sehr weit von den anderen Ebenen entfernt ist" und damit unbeeinflussbar bleibt (12)?

Dies als unverrückbares Hindernis anzunehmen, wäre sicherlich ebenso verfehlt, wie sich der Annahme hinzugeben, dass hierzu bisher nur nicht die „richtigen" Arzneimittel gefunden worden wären. Mit der faszinierenden Erweiterung der Materia Medica in den letzten Jahren durch die erwähnten neuen Methoden, z.B. nach Mangialavori, Scholten und Sankaran, ist jedoch vorstellbar geworden, dass die Natur die für jeden Menschen adäquate Heilsubstanz „bereithält":

„Alle Ausformungen der menschlichen Pathologie entsprechen einer ähnlichen Dynamik im Substanzfeld einer pflanzlichen, mineralischen oder tierischen Substanz „dort draußen". Es ist, als würden sich alle menschlichen Funktionsmuster von Gesundheit und Krankheit, alle somatischen und psychischen Funktionen in irgendeinem Element, einer Pflanze, einem Tier oder einem Mineral der „äußeren

Welt" widerspiegeln. Durch ein Verbinden der inneren mit der äußeren Dynamik wird ein Heilungsprozess initiiert"(53).

Es soll jedoch nicht der Eindruck entstehen, dass alle kleineren oder größeren medizinischen Alltagsprobleme durch die Homöopathie gelöst werden können. Für wenig erfolgreiche Heilungsergebnisse sehe ich vor allem drei Erklärungen:

- Der Krankheitsprozess ist schon so weit fortgeschritten (oder durch angeborene Veränderungen organisch fixiert), dass er einer dynamisch-energetischen Therapie wie der Homöopathie nicht mehr zugänglich ist. Deswegen sind auch weiterhin, bei bestimmten Problemen, „schulmedizinische" Abklärungen notwendig.
- Die Erfahrung des homöopathisch tätigen Arztes reicht nicht aus, das entsprechende akute oder konstitutionelle Arzneimittel zu finden. Dies soll nicht als Alibi für ein wenig erfolgreiches Behandlungsergebnis dienen. Doch trifft dieses Argument nicht selten zu, wenn nach intensiveren Studien der Materia Medica, oft noch Monate oder Jahre später, das entsprechende Heilmittel gefunden wird.
- Als drittes Heilungshindernis ist – wenigstens in meiner Erfahrung – die fehlende Geduld der Eltern zu erwähnen. Einige meiner Patienten kommen nach einer Odyssee schulmedizinischer, naturheilkundlicher oder anthroposophischer Behandlungen in die homöopathische Sprechstunde und erwarten schon nach kurzer Zeit ein herausragendes Ergebnis. Leider ist das, gerade bei chronischen Problemen, meist nicht möglich, so dass die Eltern oft enttäuscht sind und sich schon nach der Erstverschreibung nicht wieder melden („Jetzt habe ich die Homöopathie probiert, und das hat auch nichts gebracht!"). Dazu kommt noch, dass die meisten Eltern nur wenig oder kaum etwas von den Grundlagen der Homöopathie wissen. Aber auch ein aufklärendes Gespräch über homöopathisches Basiswissen bzw. über den weiteren qualitativen wie zeitlichen Ablauf einer Behandlung scheint leider allzu oft auf wenig Resonanz zu stoßen.

Dass ein vermeintlich genetisch fixiertes Verhaltensprogramm (Trisomie 21!) doch veränderbar ist, lassen neuere Ergebnisse der Genetik erkennen (2). Somit kann die Bedeutung des psychosozialen und lebensgeschichtlichen Gesamtzusammenhanges menschlicher Existenz für die Entstehung von „Krankheit" nicht hoch genug gewertet werden. Als der genetisch vorgegebenen Grundinformation „aufgepfropftes" Epiphänomen ist sie – wie die homöopathische Praxis zeigt – durchaus einer Heilung zugänglich.

Mit der Bescheidenheit in der prognostischen Aussage und ihrer ganzheitlichen Berücksichtigung des Menschen als Körper, Seele und Geist ist die Homöopathie als komplementäre Medizin, auch für Menschen mit Down-Syndrom, ein bedeutsamer Pfeiler in der Gestaltung ihrer Lebensqualität.

„Als er die Kügelchen gehabt hat, ist etwas ganz besonderes passiert. Von Innen heraus ist er total anders geworden, wie wenn eine Sonne leuchten würde, er ist sehr liebenswert, offen im Gemüt, ausgeglichen, was die Seele angeht." (Kommentar der Mutter eines 6-jährigen Jungen mit Down-Syndrom)

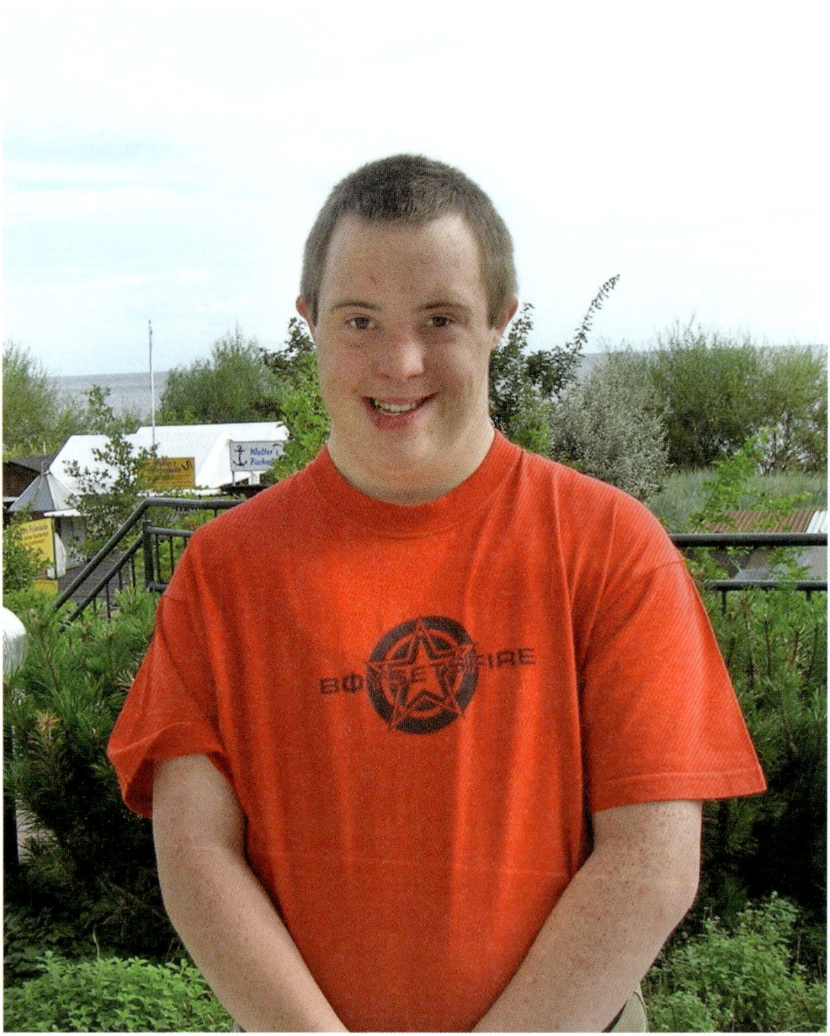

ANHANG

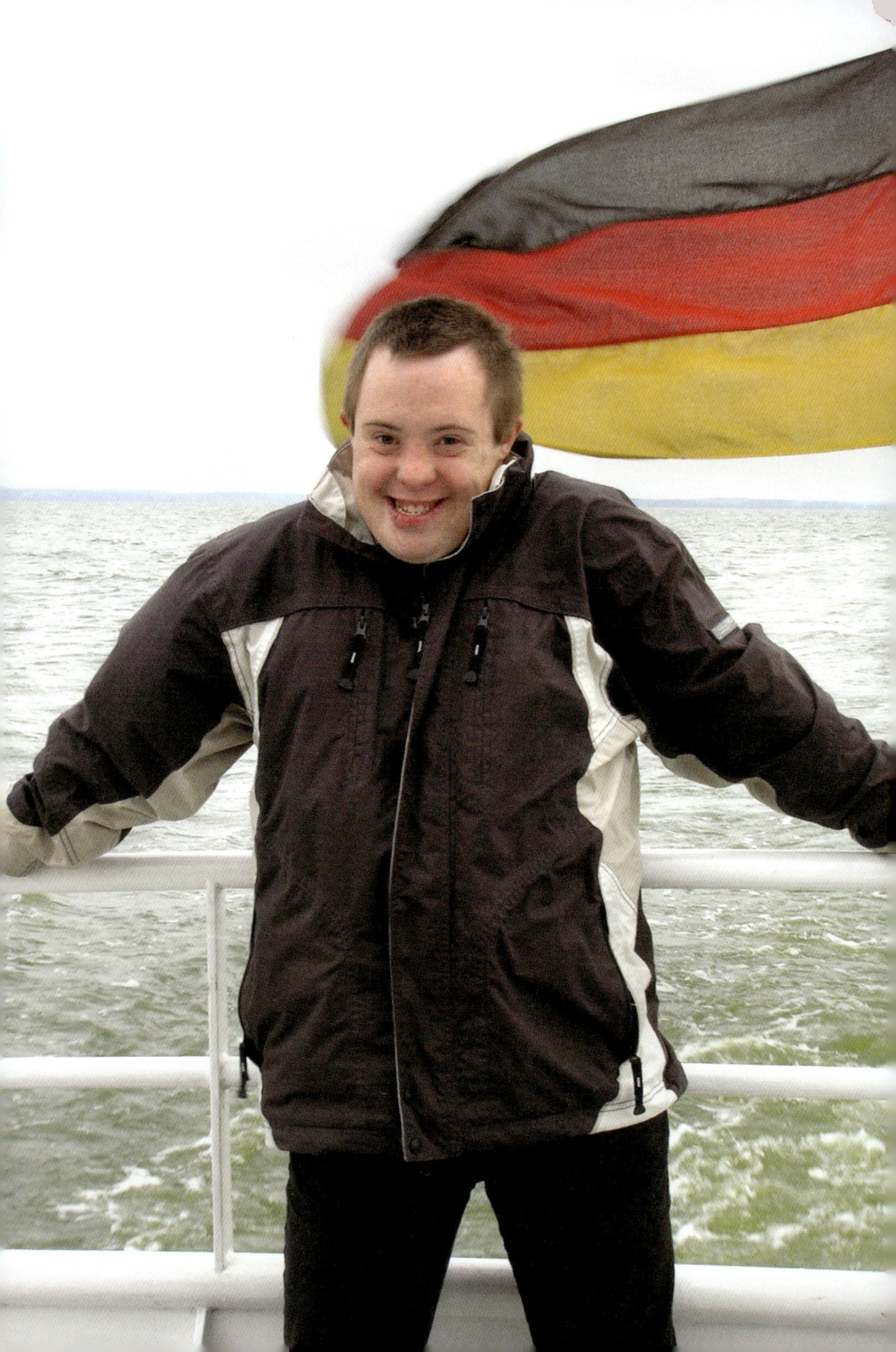

LITERATURVERZEICHNIS

1. Bastian, T.: Genetische Testung und ärztliche Ethik, universitas 51: 1214 (1996)
2. Bauer, J.: Das kooperative Gen, Hoffmann und Campe, Hamburg (2008)
3. Bauer, J.: Schmerzgrenze. Vom Ursprung alltäglicher und globaler Gewalt, Blessing, München (2011)
4. Bundesvereinigung Lebenshilfe (Hrsg.): Sexualpädagogische Materialien für die Arbeit mit geistig behinderten Menschen, Beltz, Weinheim und Basel (1999)
5. Chappell, P.: Emotionale Verletzungen heilen mit Homöopathie, Knaur, München (1995)
6. Chauhan, D.: Der Weg zum Kern des Falles - Praktische Anamnesetechnik nach Rajan Sankaran, Narayana, Kandern (2010)
7. Cincotta, D.R., Crawford, N.W., et al.: Comparison of complementary and alternative medicine use: reasons and motivations between two tertiary children´s hospitals, Arch. Dis. Child 91: 153 (2006)
8. Dorcsi, M.: Homöopathie – Eine Lehrbuchreihe in 6 Bänden. Band 6: Symptomenverzeichnis. Haug, Heidelberg (1985)
9. Dorcsi, M.: Homöopathie heute, rororo Sachbuch, Reinbek (1991)
10. Foubister, D.M.: Homoeopathy & Paediatrics, The Homoeopathic Medical Publishers,Bombay (1978)
11. Geukens, A. : Homöopathische Praxis Teil III. Texte zum Seminar: Mit Video durch die Materia Medica, VZW Centrum voor Homeopathie, Hechtel (1990)
12. Ghegas, V.: Augsburger Seminare in klassischer Homöopathie, Band IV, Sylvia Faust, Höhr-Grenzhausen (1993)
13. Grollmann, H., Maurer, U.: Klassische Homöopathie verstehen, Grome, Baar (1993)
14. Hahnemann, S.: Organon der Heilkunst, Narayana, Kandern (2011)

15. Hahnemann, S.: Organon der Heilkunst, Neufassung mit Systematik und Glossar von Josef M. Schmidt, Urban & Fischer, München – Jena (2006)
16. Herscu, P.: Der Erfolg hängt auch von den Eltern ab. Interview, Homöopathische Zeitschrift II: 53 (1995)
17. Hoer, K.R.: Methode Massimo Mangialavori, Ärztliche Homöopathie 2011, Weiter- und Fortbildung, Deutscher Zentralverein homöopathischer Ärzte (2011)
18. Holling, A.: Die Sankaran-Methode, Ärztliche Homöopathie 2011, Weiter- und Fortbildung, Deutscher Zentralverein homöopathischer Ärzte (2011)
19. Janus, L.: Der Seelenraum des Ungeborenen, Patmos, Düsseldorf (2007)
20. Jeltsch-Schudel, B.: Down-Syndrom-Plus - Autismusspektrumstörungen bei Kindern mit Down-Syndrom, Leben mit Down-Syndrom 64: 12 (Mai 2010)
21. Johnston, L.: Homöopathische Fallanalyse bei Kindern - Die Sankaran-Methode und weitere Ansätze, Haug, Stuttgart (2011)
22. Jus, M.S.: Medorrhinum, Similia 22: 7 (1997)
23. Jus, M.S.: Die Reise einer Krankheit. Homöopathisches Konzept von Heilung und Unterdrückung, Homöosana, Zug (1998)
24. Jus, M.S.: Praktische Materia Medica. Arzneimittellehre von A – Z, 3 Bände, Homöosana, Zug (2004)
25. Kent, J.T.: Lectures on Homoeopathic Materia Medica, B. Jain Publishers, New Delhi (1990)
26. Mangialavori, M.: Klassische Homöopathie, Methodik & Arzneimittellehre I. Sylvia Faust, Höhr-Grenzhausen (2000)
27. Master, F.: Klinische Homöopathie in der Kinderheilkunde, 3. Auflage. Narayana, Kandern (2006)
28. Murphy, R.: Homeopathic Medical Repertory, Indian Books & Periodicals Syndicate, New Delhi (1994)
29. Payrhuber, D.: Methode von Jan Scholten – Systematische Homöopathie, Ärztliche Homöopathie 2011, Weiter- und Fortbildung, Deutscher Zentralverein homöopathischer Ärzte (2011)

30. Pfeiffer, H., Drescher, M., Hirte, M. (Hrsg.): Homöopathie in der Kinder- und Jugendmedizin. 2. Auflage, Urban & Fischer, München – Jena (2007)

31. Phatak, S.R.: Materia Medica of Homeopathic Medicines, Indian Books & Periodicals Syndicate, New Delhi (1977)

32. Prussing, E., Sobo, E.J., Walker, E. et al.: Communicating with pediatricians about complementary/alternative medicine: Perspectives from parents of children with Down-Syndrome, Ambul. Pediatr. 4: 488 (2004)

33. Sankaran, R.: The sensation in homoeopathy, Homoeopathic Medical Publishers. Mumbai (2005)

34. Sankaran, R.: Das andere Lied. Die Entdeckung des parallelen Ich, Homoeopathic Medical Publishers, Mumbai (2009)

35. Scholten, J.: Homoeopathy and the elements, Stichting Alonnissos, Utrecht (1996)

36. Schroyens, F. (Hrsg.): Synthesis. Repertorium homoeopathicum syntheticum, Hahnemann Institut für homöopathische Dokumentation, Greifenberg (2009)

37. Sohn, *FWPH.*: Musik in der Homöopathie, Barthel & Barthel, Schäftlarn (1996)

38. Spinedi, D.: Mitschrift Fortbildungsseminar, Via al Perco, Orselina (1994)

39. Stierkorb, E., Kannt, S., Gortner, L., Rohrer, T.: Medikamentöse Therapieansätze bei Menschen mit Down-Syndrom in Schwinger, E., Dudenhausen, J. W. (Hrsg.): Menschen mit Down-Syndrom - Genetik, Klinik, therapeutische Hilfen, Urban & Vogel, München (2007)

40. Storm, W.: Das Down-Syndrom. Medizinische Betreuung vom Kindes- bis zum Erwachsenenalter, Wissenschaftliche Verlagsgesellschaft, Stuttgart (1995)

41. Storm, W.: Alternative Behandlungsmöglichkeiten von Menschen mit Down-Syndrom in Schwinger, E., Dudenhausen, J.W. (Hrsg.): Menschen mit Down-Syndrom - Genetik, Klinik, therapeutische Hilfen, Urban & Vogel, München (2007)

42. Storm, W.: Medizinisches Basiswissen in Wilken, E.: Menschen mit Down-Syndrom in Familie, Schule und Gesellschaft, 2. Auflage. Lebenshilfe, Marburg (2009)
43. Storm, W.: Alopecia areata in children with Down-Syndrome. Vortrag: 10. Down-Syndrom Weltkongress, Dublin, 20.-22. August 2009
44. Storm, W.: Considerations on undescended testes in children with Down-Syndrome. Vortrag: 10. Down-Syndrom Weltkongress, Dublin, 20.-22. August 2009
45. Storm, W.: Psychosoziale Zuwendung oder therapeutisches Eingreifen? Entwicklungsmöglichkeiten von Kindern mit Down-Syndrom gestern, heute und morgen, Leben mit Down-Syndrom 64: 32 (Mai 2010)
46. Storm, W.: Down-Syndrom-Leitlinien - Leben mit Down-Syndrom 63: 18 (Januar 2010)
47. Ungern-Sternberg, M. von: Homöopathisch behandelte Scharlachfälle, Editio astra monte, Detmold (1992)
48. Zandvoort, R.: Van Repertorium Universale, 2 Bände, Similimum Homöopathische Literatur Aleksandar Stefanovic, Ruppichteroth (2003)
49. Vermeulen, F.: Synoptic Materia Medica, Merlijn Publishers, Haarlem (1996)
50. Vermeulen, F.: Concordant Materia Medica, Emryss bv Publishers, Haarlem (1997)
51. Vermeulen, F.: Synoptische Materia Medica 2, Emryss bv Publishers, Haarlem (1998)
52. Vithoulkas, G.: Die wissenschaftliche Homöopathie - Theorie und Praxis naturgesetzlichen Heilens, Burgdorf, Göttingen (1987)
53. Whitmont, E.G.: Die Alchemie des Heilens, Burgdorf, Göttingen (1993)
54. Wichmann, J.: Provings. Info – Eine Website für die homöopathische Arbeit. Homöopathie Zeitschrift II : 60 (2011)

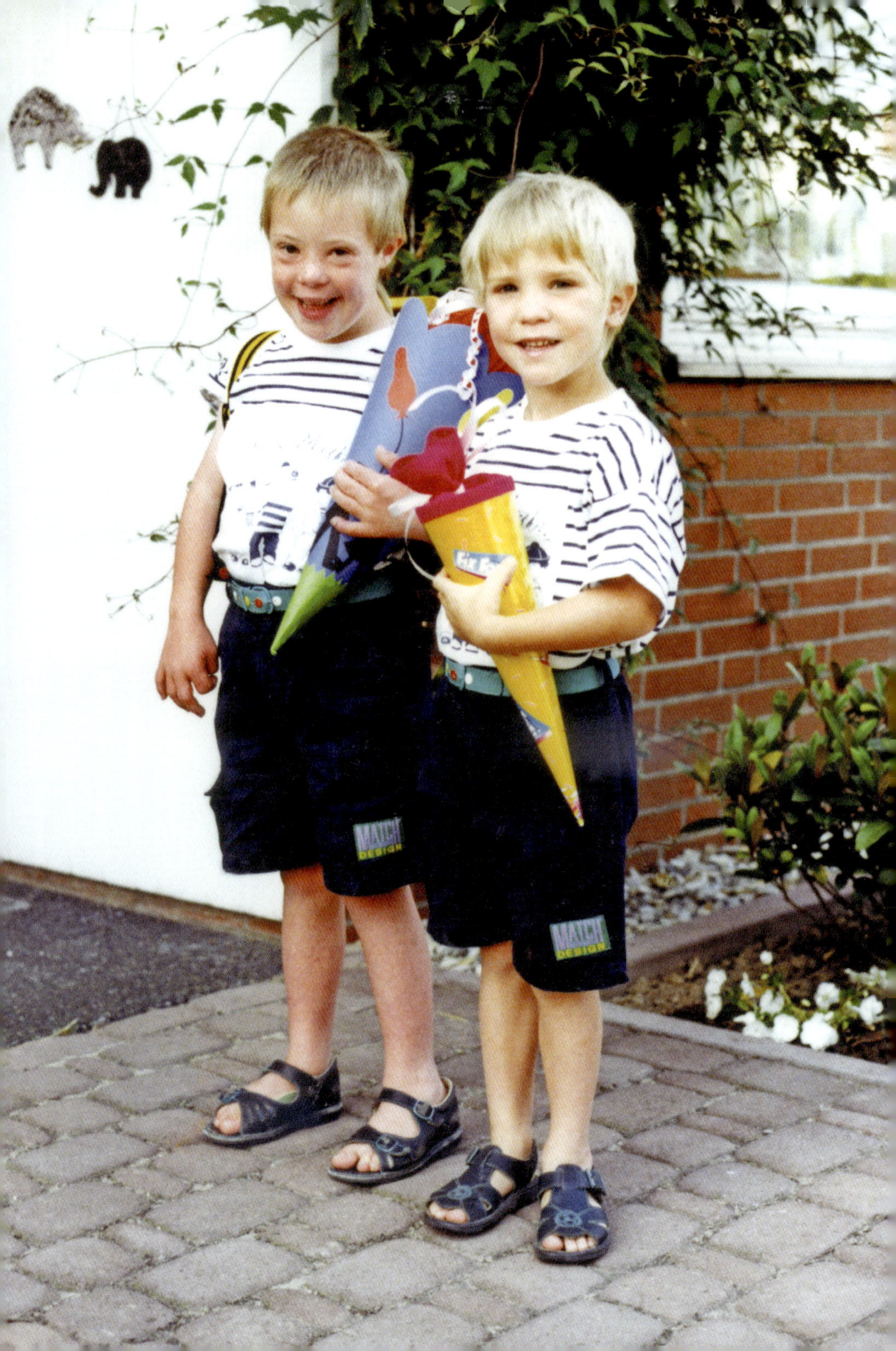
MATCH
DESIGN
MATCH
DESIGN

TABELLEN 1-8

Tabelle 1:

Bei Patienten mit Down-Syndrom häufig vorkommende medizinische Komplikationen

KARDIALE KOMPLIKATIONEN Angeborene Herzfehler (40-50 %) - Atrioventrikulärer Kanal (AV-Kanal) - Ventrikelseptumdefekt (VSD) - Atriumseptumdefekt (ASD) - Offener Ductus arteriosus Botalli (PDA) - Fallot'sche Tetralogie **Erworbene Herzerkrankungen** - Mitralklappenprolaps (5-57 %) **Pulmonalarterienhypertonie** - Links-Rechts-Shunt - Chronische Atemwegsobstruktion durch Tonsillenhypertrophie und Adenoide - Laryngomalazie - Makroglossie / Mittelgesichtshypoplasie - Obstruktive Schlaf-Apnoen - Häufige Infektionen der oberen Luftwege - Lungenhypoplasie - Abnormale Lungengefäße - Gastroösophagealer Reflux	**SCHILDRÜSEN-DYSFUNKTIONEN** - Struma - Hyperthyreose (1 %) - Hyperthyreose: - Angeboren - Erworbene subklinische (60 % im Kleinkindalter) - Autoimmun-Thyreoiditis (20-40 % bei Jugendlichen und Erwachsenen) - Resistenz der Trisomie 21-Zellen gegen Schilddrüsenhormone? **HAUT** - Alopecia areata (5 %) **ZAHNÄRZTLICHE KOMPLIKATIONEN** - Paradontose - Zahnfehlstellungen

INFEKTIONEN	GASTROINTESTINALE KOMPLIKATIONEN
- Seromukotympanon (60 % im Kleinkindalter; 37 % schon beim Neugeborenen) - Sinusitis - Bronchitis - Pneumonie	- Duodenalstenose/ -atresie (8 %) - Aganglionose Hirschsprung'sche Erkrankung) (5-8 %) - Gastroösophagealer Reflux/ Hiatushernie - Zöliakie (4-17 %) - Vitamin B 12-Mangel (1,6 %)
ORTHOPÄDISCHE KOMPLIKATIONEN	**AUGENÄRZTLICHE KOMPLIKATIONEN**
- Atlanto-axiale Instabilität (15-30 % asymptomatisch; 1 % symptomatisch) - Hüftgelenksluxation - Pes planus - Patella-Instabilität - Skoliose - Epiphyseolysis	- Strabismus - Nystagmus - Keratoconus (0,5-15 % bei Jugendlichen und Erwachsenen) - Katarakte (angeboren: 1-2 %; erworben: 14 %) - Brechungsfehler - Blepharitis/ Konjunktivitis
HÄMATOLOGISCHE KOMPLIKATIONEN	**NEUROLOGISCH/ PSYCHIATRISCHE KOMPLIKATIONEN**
- Myeloproliferatives Syndrom (transitorische leukämoide Reaktion) des Neugeborenen - Leukämie - Chronische Thrombozytopenie	- Infantile Spasmen (BNS-Krämpfe) - Alzheimer'sche Erkrankung - Autismus (5-9 %) - Anorexie

Tabelle 2: **Routineuntersuchungen in der Neugeborenenperiode**
- Karyotypisierung (Chromosomenanalyse) - Bestimmung der Schilddrüsenhormonwerte (TSH, FT4), Blutbild - Kinderkardiologische Untersuchung (einschließlich Echokardiographie) - Hirnstammaudiometrie (BERA) - Ausschluß einer angeborenen Katarakt - Symptome einer gastrointestinalen Problematik? (Erbrechen, verzögerte Mekoniumentleerung) - Ernährungsberatung - Untersuchung der Hüftgelenke (einschließlich einer Hüftsonographie) - Durchführung der auch sonst üblichen Vorsorgeuntersuchungen (U 1 und U 2 im gelben Untersuchungsheft) - Beratung der Eltern über Frühförderungsmaßnahmen sowie über sozialmedizinische bzw. finanzielle Hilfestellungen - Kieferorthopädische Beurteilung (4. bis 6. Lebenswoche) - Kontaktaufnahme mit anderen betroffenen Eltern

Tabelle 3: **Routineuntersuchungen im Säuglingsalter**
Anamnestische Daten - Infektion? - Hinweise auf einen angeborenen Herzfehler? - Verstopfung?
Fachärztliche Untersuchungen - Erneute Kinderkardiologische Untersuchung (6. bis 8. Lebensmonat) - HNO-Untersuchung (Seromukotympanon!) - Neurologische Untersuchung - Augenärztliche Untersuchung - Dokumentation von Gewicht, Größe und Kopfumfang anhand spezieller Wachstumskurven für Kinder mit Down-Syndrom (erhältlich beim Deutschen Down-Syndrom Info Center, siehe nützliche Adressen
Empfehlungen - Fortführung der Frühförderung - Beurteilung der Entwicklung - Ernährungsberatung - Bei einem Herzfehler: Endokarditisprophylaxe - Impfprogramm (Impfkalender nach STIKO)

Tabelle 4: **Routineuntersuchungen im Alter von einem Jahr bis zur Pubertät** **(jährlich)**
Anamnestische Daten - Dokumentation von Gewicht, Größe und Kopfumpfang - Entwicklulngsfortschritte - Infektionen? - Hörprobleme? - Verstopfung? - Sehprobleme? - Schlafprobleme? - Schnarchen?
Fachärztliche Untersuchungen: - Allgemeine kinderärztliche Untersuchung - Neurologische Untersuchung (Symptome einer atlanto-axialen Instabilität?) - HNO-Untersuchung (einschließlich Hörprüfung) - Augenärztliche Untersuchung - Zahnärztliche Untersuchunf (zweimal jährlich) - Orthopädische Untersuchung
Laboruntersuchungen: - Schilddrüsenhormonwerte (TSH, FT4, Autoantikörper) - Endomysium-, Transglutaminase-Antikörper (aller 2-3 Jahre)
Empfehlungen: - Zahnhygiene - Überwachung der Kalorienzufuhr, Ernährungsberatung - Förderung körperlicher Aktivitäten - Impfprogramm (Impfkalender nach STIKO) - Eventuell Fortführung der Endokarditisprophylaxe

Tabelle 5: **Routineuntersuchungen in der Adoleszenz und im Erwachsenenalter** **(alle 2 Jahre)**
Anamnestische Daten: - Entwicklungsfortschritte - Infektionen (V.a. Hepatitis B) - Sehvermögen - Krampfanfälle - Adipositas - Symptome einer Hypothyreose - Verhaltensauffälligkeiten, Demenz - Sexualität - Hautprobleme - Gewicht, Größe, Kopfumfang
Fachärztliche Untersuchungen: - Allgemeine und neurologische Untersuchung - Kardiologische Untersuchung - HNO-Untersuchung - Augenärztliche Untersuchung - Zahnärztliche Untersuchung (zweimal jährlich) - Orthopädische Untersuchung
Laboruntersuchungen: - Schilddrüsenhormone (TSH, FT4, Autoantikörper) - Endomysium-, Transglutaminase-Antikörper
Empfehlungen: - Zahnhygiene - Überwachung der Kalorienzufuhr - Körperliche Aktivitäten - Sexualerziehung - Kognitives Training - Impfstatus (Impfkalender nach STIKO)

Tabelle 6:

Medizinische Komplikationen bei Patienten mit Down-Syndrom und deren Behandlungsmöglichkeiten

Diagnose	Schulmedizin	Homöopathie
Angeborener Herzfehler	+++	
Schilddrüsenunterfunktion	+++	+
Häufige Infektionen	+	+++
Angeborene Fehlbildungen des Magen-Darm-Traktes	+++	
Chronische Verstopfung (funktionell)	+	+++
Zöliakie	+++	++
Gelenkkomplikationen	++	++
Schielen	+++	+
Angeborener grauer Star	+++	
Brechungsfehler	+++	+
Leukämie	+++	+
Haarausfall	+	+++
Schlafstörungen	+	+++
Verhaltensauffälligkeiten (z.B. Tics, Hyperaktivität)	+	+++

Tabelle: 7

Gründe für die Anwendung alternativer Therapien (7)

- Gesundheit fördern (die Behandlung fördert mehr die Gesundheit, als dass sie auf eine Erkrankung gerichtet ist)
- Verminderung von Symptomen
- Erkrankung verhindern
- Erkrankung heilen
- Zusätzliche Unterstützung der Behandlung des betreuenden Arztes
- Wunsch nach einer „natürlichen" Therapie, innerem Frieden und Harmonie
- Bedenken hinsichtlich der Nebenwirkungen konventioneller Therapie
- Verminderung von Toxinen
- Wunsch nach mehr Therapiekontrolle anstelle der Behandlung des betreuenden Arztes.
- Eltern sind selbst Anwender
- Betreuung von Kindern mit chronischen Problemen (Krebs, juvenile Arthritis, Mukoviszidose, ADHS, Autismus)
- Fehlendes Vertrauen in konventionelle Therapie

BASISANAMESE

*:

cm kg

Operationen:[1]

Unfälle:[2]

Rente:[3]

Eigene Vorkrankheiten

Mas.[4]	Diph.[9]	(Para-)Ty[14]	Ca[17]	Ausl. Ur.:[81]	Kö[82], em[83]	
				Haut[22]	Herp.[27]	**Medikamente:**
Mu.[5]	Schar.[10]	Ruhr[15]	TBC[18]	Ekzeme[23]	Warz.[28]	Langzeitb.[31]
Röt.[6]	Mand.[11]	Malaria[16]	v.-b.	Allerg.[24]		AB[32] Cort.[33]
Windp.[7]	Rheu.[12]		Geschl Kr	Heuschn.[25]	Lymph[29]	Antiphlog.[34]
Keuch.[8]	Erkält.[13]	AIDS[19]	Go[20]-Lues[21]	Asthma[26]	Wundh./ Erfr.[30]	Pille[35]
						Sonst.[36]

Sonstige Krankheiten:[37]

Früherkennung:[38]

Impfungen: PO[40] Ma[41] Mu[42] Di[43] Pert[44] Tet[45] Röt[46] Polio[47] BCG[48] Hepat[49] A/B[50] Tollw.[51]; AIDS[52]

Geschwisterreihe:

Familien-Anamnese:

Ca[53]	Herz[55]	Venen[59]	Haut[63]/Ekz.[64]	Mag.[68]	Nerv.-[72]	Alk.[76]	**Sonst.:**
	RR[56]	Diab.[60]	Allerg.[65]	Galle[69]	Anfalls-[73]	Suic.[77]	
	Apo[57]	Gicht[61]	Heusch.[66]	Niere[70]	Erb-[74]	Gemüt[78]	
TBC[54]	Adip.[58]	Rheum.[62]	Asthma[67]	Leber[71]	Depress-[75]	Go[79]-Lues[80]	

Kopf[1] Schwindel[2]

Augen[3] Ohren:[4]

Nase[5] Nnh:[6]

Mund[7] Zähne[8] Tons:[9]

Thyr:[10]

Herz[11] RR[12]

Lunge[13] Bronch.:[14]

Magen[15] Darm:[16]

Hämorrh.[17] Varizen:[18]

Leber[19] Galle[20] Pancr.:[21]

Niere[22] Blase:[23]

Prost.[24] Penis:[25]

Uterus[26] Ovar:[27]

Haut:[28]

Haare[29] Nägel:[30]

Muskel[31] Knochen[32]

Ws[33] Gelenke:[34]

Blut[35] Nerv[36] Drüsen:[37]

App:	no[1] vi[2] wen[3] na[4]
Verl:	sü[5] schok[6] eis[7] sau[8] pik[9] salz[10] Fl[11] Fi[12] Ei[13] mild[14] schf.[15] Brot[16] Kart.[17] Gemü.[18] Salat[19] Zwi.[20] Obst[12]; Fett[22] Milch[23] Alk.[24] Nik.[25] Kaff.[26] Tee[27] Drog[28]
Abn:	sü[29] schok[30] eis[31] sau[32] pik[33] salz[34] Fl[35] Fi[36] Ei[37] mild[38] schf.[39] Brot[40] Kart.[41] Gemü.[42] Salat[43] Zwi.[44] Obst[45]; Fett[46] Milch[47] Alk.[48] Nik.[49] Kaff.[50] Tee[51]
Durst:	no[56] vi[57] wen[58] gr[59] kl[60] ka[61] wa[62] na[63]
Geschmack:	bit[64] fad[65] faul[67] met[68] salz[69] sau[70] süß[71] widerl.[72]
Stuhl:	no[73] Obstip[74] Diarrh.[75] Würm.[76]
Harn:	no[73] vi[78] wen[79] na[80] oft[81] vergebl.[83]
Schweiß:[150]	Kopf[84] Brust[85] Axil[86] Hand[87] Fuß[88] Rücken[89] wa[90] klebr.[91] ka[92] übelr.[93] na[94] nerv.[95]
Temp.:	frostig[96] ka. Hände[97] ka. Füße[98] KFB[99] Wärmfl.[100] hitzig[101] wa. Hände[102] wa. Füße[103] FAB[104]
Schlaf:[151]	no[105] ruhig[106] unruh.[107] -los[108] viel[109] hoch[110] Rück.[111] Abd.[112] re[113] li[114] zuged.[115] abged.[116]
Traum:[152]	kein[117] viel[118] angen.[119] unangen.[120] Alp.[121]
Vita Sex:[153]	no[122] Verl.[123] Abn.[124] indiff.[125] Imp.[126] Mast.[127] Frig.[128] Blutg.[129]

Einschl.[154] Durchschl.[155]
Aufw.:[156] -0[157] 0-2[158] 2-4[159] 4-[160]

Menses:[130]	MA:[133] MP:[134] Hitz.:[135] früh[131]/spät[132] schwach[136] stark[137] ausgebl.[138] schm.h.[139]
Fluor:[140]	stark[141] wund[142] überlr.[143] bltg.[144] weiß[145] grün[146] gelb[147]
Partus:[148]	**Abort:**[149]

Stimmung:[1]
Benehmen:[5]
Angst:[10] allein[11] Gewit.[12] dunkel[13] Tier[14] Einbr.[15] Ca[16] Krht[17] Ereign.[18] Zuk.[19] Claustro[20] Höhe[21] Erwartg.[22]
Ärger:[23]
Aufregung:[27]
Kummer:[28]
Kränkung:[29]
Intellekt:[30]
Charakter:[33] eifers.[34] pendant.[35] geiz[36] ehrgeiz.[37] mitf.[38]
Sorgen:[39]

Rel:[1]
Soziales Milieu:[2]
Freizeit:[3]
Urlaub:[4]
Sport:[5]
Berufl. Belastung:[6]
Famil. Belastung:[7]

Lateralität:[1] re[2] ob[3] unt[4] li[5] ob[6] unt[7]
Tageszeit:[8] mo[9] vm[10] mi[11] nm[12] ab[13] vmn[14] nmn[15]
Jahreszeit:[16] Fr[17] So[18] He[49] Wi[20]
Mondzeit:[21] zu[22] ab[23] voll[24] neu[2]5
Essen:[26] vor[27] bei[28] nach[29]
Menses:[30] vor[31] bei[32] nach[33] Pub[34]
Wärme:[35] Verl.[36] Abn.[37] Sonne[38] Hitze[39] Ofen[40] Bäder[41] heiß[42] kalt[43] Bett[44] Zim.[45] überh.[46] off.Fst.[47] Kleider[48] Kopfbed.[49]
Kälte:[56] Verl.[51] Abn.[52] FK[53] TK[54]
Wetter-wechsel:[56] vor[56] bei[57] nach[58] W→K[59] K→W[60] Regen[61] Nebel[61] Schnee[62] Wind[63] Sturm[64] Gewitt.[65] Föhn[66] Schwüle[67] Zugluft[68] schönes[69] trübes[70]
Aufenthalt:[71] Raum[72] Freien[73] Meer[74] Gebirge[75] fr. Luft [76]
Druck:[77]
Berührung:[78]
Beengung:[86] Hals[80] Abd.**[81]** Extr.[82]
Blaue Flecken:[83]
Waschen:[84]
Ruhe:[85]
anf.[87] fortg.[88] heft/Tanz[90]
Anstreng.:[91] anf.[92] fortg.[93] Steigen[94]
Fahren:[95] Auto[96] Lift[97] Bahn[98] Fliegen[99]
Lage Liegen[100] Sitzen[101] Stehen[102] Gehen[103] Bücken[104] Aufrecht[105] Umdreh.[106] Verheb.[107]
Licht:[108]
Geräusch:[109]
Geruch:[110]
Gemüt:[111] Alleins.[112] Gesell.[113] Zuspruch[114] Widerspruch[115] Musik[116] Ablenkung[117] Darandenken[118] Weinen[117]

Eltern-haus:[0]

Kindheit:[7]

Schulzeit:[14]

Konstitu-tion:

Diagnosen:
1) ____________________
2) ____________________
3) ____________________
4) ____________________
5) ____________________

Legende:
s=schlechter, unvertr. b=besser a=Abn. v=Verl.
D=Diathese L=Leib I=Ich-nah G=Geist M=Modalität
S=Solzial B=Biographie z.B. M 83 vs=Verlangen nach Sonne bei Unverträglichkeit.

NÜTZLICHE ADRESSEN

Bundesvereinigung Lebenshilfe für Menschen mit
geistiger Behinderung e.V.
Raiffeisenstr. 18
35043 Marburg
Tel.: 06421/491-0
E-Mail: Bundesvereinigung@Lebenshilfe.de
www.lebenshilfe.de

Deutsches Down-Syndrom-Info Center
Hammerhöhe 3
91207 Lauf
Tel.: 09123/98 21 21
E-Mail: ds.infocenter@t-online.de
Herausgeber der Zeitschrift: Leben mit Down-Syndrom
www.ds-infocenter.de

Arbeitskreis Down-Syndrom e.V.
Gadderbaumerstr. 28
33602 Bielefeld
Tel.: 0521/44 29 98
E-Mail: ak@down-syndrom.org
www.down-syndrom.org

Europäische Down-Syndrom Assoziation Deutschland
Olpenerstr. 179
51103 Köln
Tel.: 0221/89 02 119
E-Mail: info@edsa-deutschland.de
www.edsa-deutschland.de

ARZNEIMITTELVERZEICHNIS

STICHWORTVERZEICHNIS

O

P

R

S

T

V

W

Z

Weitere Titel im Narayana Verlag

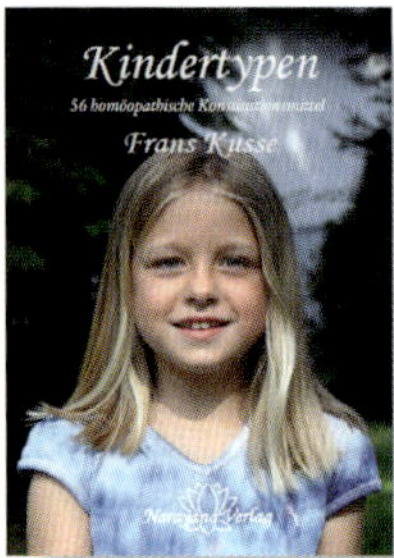

Frans Kusse
Kindertypen

57 homöopathische Konstitutionsmittel

280 Seiten, geb., € 39.-

Der liebenswürdige holländische Arzt Dr. Frans Kusse hat hier ein wunderbares neues Werk über die Typologie von 56 wichtigen homöopathischen Mitteln bei Kindern geschaffen. Mit einfachen, wohl abgewogenen Worten erfasst er auf geniale Weise die Charakterzüge dieser Mittel. Man denkt, man kennt viele dieser Mittel schon - und ist jedesmal überrascht, wie neu und klar sie hervortreten. Dabei schildert er auch neue Mittel wie *Beryll, Lithium, Mangan, Helium, Hydrogen* oder *Saccharum officinale,* die bei Kindern sehr oft angezeigt sind und doch bisher nur in Werken über die Behandlung Erwachsener oder einzeln verstreut in Fachzeitschriften zu finden waren. Viele Mittelbeschreibungen sind durch Fotos von geheilten Kindern bereichert. Möge dieses zauberhafte Buch auch allen Eltern, Lehrern und Psychologen eine Hilfe sein, die angezeigten Mittel bei den Kindern besser zu erkennen!

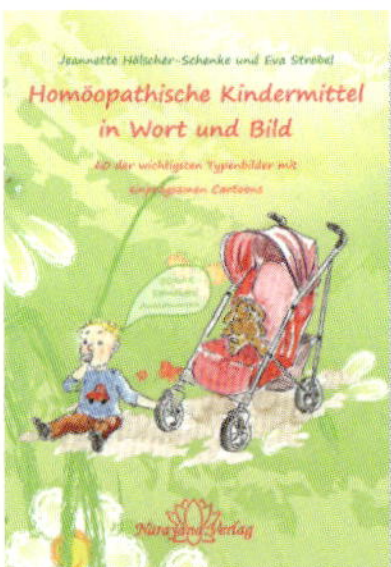

Jeannette Hölscher-Schenke / Eva Strobel
Homöopathische Kindermittel in Wort und Bild

60 der wichtigsten Typenbilder mit einprägsamen Cartoons

300 Seiten, geb., € 35,00

Selten wurden homöopathische Mittel für Kinder so treffend illustriert – während man sich das Lachen kaum verkneifen kann, fügen sich die wichtigsten Leitsymptome zu einem einprägsamen Bild zusammen – so macht das Arzneimittelbild-Studieren Spaß.

Sulphur sammelt ... die Hosentaschen voller Krimskrams, Calcium futtert zufrieden Chips vorm Fernseher, *Pulsatilla* klammert sich an die Mama und *Belladonna* hat Angst vorm schwarzen Hund ... ein paar typische homöopathische Kinderbilder sind sehr bekannt. Doch welches Bild zeigt *Lithium phosphoricum* oder *Falco peregrinus*?

Auf dem Weg zum Simile helfen die liebevollen Zeichnungen der Cartoonistin Eva Strobel und die Mittelbeschreibungen und homöopathischen Typenbilder der Heilpraktikerin Jeannette Hölscher-Schenke, um ein lebendiges Bild des Kindes entstehen zu lassen.

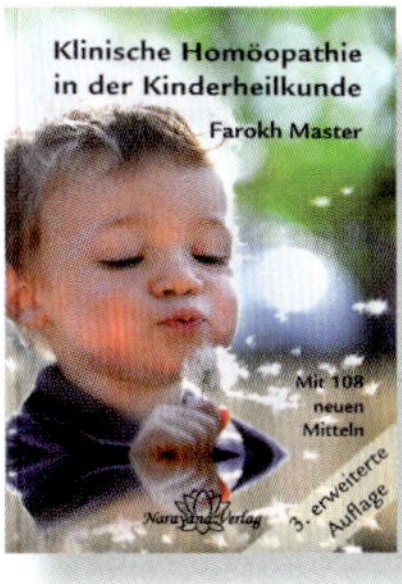

Farokh Master

Klinische Homöopathie in der Kinderheilkunde

3. erweiterte Auflage mit 108 neuen Mitteln

816 Seiten, geb., € 85.-

„Klinische Homöopathie in der Kinderheilkunde" von Farokh Master erfreut sich seit seinem Erscheinen ungebrochener Beliebtheit und ist zu einem der großen Standardwerke der homöopathischen Behandlung von Kindern geworden.

Die 3. Auflage wurde komplett überarbeitet und mit 108 neuen Mitteln ergänzt. Dies sind vor allem „kleinere", weniger bekannte Mittel, die sich in Farokh Masters Praxis bei Kindern besonders bewährt haben.

Mit insgesamt über 180 Arzneimitteldarstellungen ist das Werk umfassender als sämtliche vergleichbaren Werke der Kinderheilkunde. Die große pädiatrische Erfahrung des Autors schlägt sich in der Darstellung der Mittel nieder, denn er beschreibt sie so, wie er sie selbst klinisch beobachtet hat.

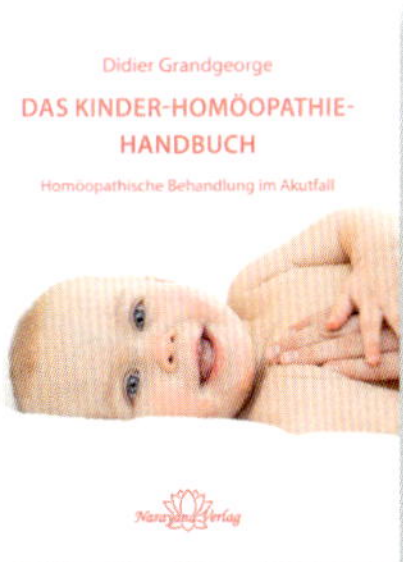

Didier Grandgeorge

Das Kinder-Homöopathie-Handbuch

Akute Erkrankungen bei Kindern

344 Seiten, geb., € 39,-

Didier Grandgeorge ist einer unserer erfahrensten homöopathischen Kinderärzte und bekannt für seine orginelle, kurze und treffende Darstellung neuer und altbewährter Mittel. Er findet auch bei schweren Akutsituationen gekonnt das richtige Mittel und löst Fälle, an denen viele verzweifelt wären. Er ist einer der ganz wenigen Homöopathen weltweit, der aus dem Studium geheilter Fälle auch bislang unbekannte, aber entscheidende Essenzen vieler Arzneimittel destilliert hat (z. B. Urtica urens „Trauer um den verstorbenen Vater", Hura brasiliensis „Trauer um ein verstorbenes Kind" oder Copaiva „Hat den leiblichen Vater nie gesehen").

In seinem neuesten Werk skizziert er meisterhaft seine bewährten Mittel bei den häufigsten Erkrankungen im Kindesalter. Mit wenigen Worten differenziert er die wichtigsten Mittel bei typischen klinischen Situationen und ermöglicht so eine schnelle, gezielte Verschreibung.

Narayana Verlag

Blumenplatz 2, D-79400 Kandern
Tel: +49 7626-974970-0, Fax: +49 7626-974970-9
info@narayana-verlag.de

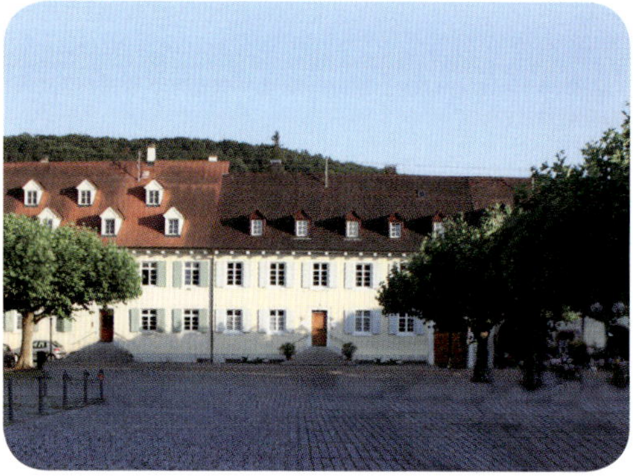